高级卫生专业技术资格考试用书

儿科学全真模拟试卷与解析

（副主任医师/主任医师）

全真模拟试卷

主　编　李　冬

副主编　冀　红　张　莉

编　委　田聪亮　窦立平　郝晓冬　任之鹤　于琳琳

　　　　接　进　陈仁慧　宋　欢　马　爽　许　婧

　　　　冯春阳

中国健康传媒集团

中国医药科技出版社

内 容 提 要

　　根据人力资源和社会保障部、卫健委《关于深化卫生事业单位人事制度改革的实施意见》和《加强卫生专业技术职务评聘工作的通知》，高级卫生专业技术资格采取考试和评审结合的办法取得。本书是"高级卫生专业技术资格考试用书"系列之一，紧扣高级卫生专业技术资格考试前沿与新版考纲，包括两个分册："全真模拟试卷"包含题型说明与 6 套高度仿真模拟试卷，其所设题目数量、题型比例分配、难易程度、考核知识点构架均严格模拟真题；"答案解析"为 6 套模拟试卷的全解析版，有助于考生及时检验复习效果，有的放矢地归纳、梳理并记忆考试重点、难点与易错点。本书主要适用于参加卫生专业技术资格高级职称考试（副高、正高）评审申报人员在最后阶段冲刺备考，高分通过考核。

图书在版编目（CIP）数据

儿科学全真模拟试卷与解析/李冬主编. —北京：中国医药科技出版社，2023. 11
高级卫生专业技术资格考试用书
ISBN 978 - 7 - 5214 - 4295 - 3

Ⅰ. ①儿…　　Ⅱ. ①李…　　Ⅲ. ①儿科学 - 资格考试 - 题解　　Ⅳ. ①R72 - 44

中国国家版本馆 CIP 数据核字（2023）第 213676 号

美术编辑　陈君杞
责任编辑　乔　悦
版式设计　友全图文

出版　**中国健康传媒集团** | 中国医药科技出版社
地址　北京市海淀区文慧园北路甲 22 号
邮编　100082
电话　发行：010 - 62227427　邮购：010 - 62236938
网址　www. cmstp. com
规格　787 × 1092 mm $\frac{1}{16}$
印张　9 $\frac{1}{4}$
字数　190 千字
版次　2023 年 11 月第 1 版
印次　2023 年 11 月第 1 次印刷
印刷　北京紫瑞利印刷有限公司
经销　全国各地新华书店
书号　ISBN 978 - 7 - 5214 - 4295 - 3
定价　**48. 00 元**

获取新书信息、投稿、为图书纠错，请扫码联系我们。

题型说明

一、**单选题：每道试题由 1 个题干和 5 个备选答案组成，题干在前，选项在后。选项 A、B、C、D、E 中只有 1 个为正确答案，其余均为干扰选项。**

例：小儿营养性维生素 D 缺乏性佝偻病后遗症期的临床表现为

　A. 血钙、血磷降低

　B. 易激惹、烦躁、枕秃

　C. 方颅

　D. 骨骼畸形

　E. 颅骨软化

　答案：D

　解析：营养性维生素 D 缺乏性佝偻病分为四期：初期、活动期、恢复期和后遗症期。易激惹、烦躁、枕秃，血钙、血磷降低，是初期的临床表现。颅骨软化、方颅是活动期的临床表现。后遗症期无任何临床症状，血生化及骨骼 X 线检查正常，仅残留不同程度的骨骼畸形。

二、**多选题：每道试题由 1 个题干和 5 个备选答案组成，题干在前，选项在后。选项 A、B、C、D、E 中至少有 2 个正确答案。**

例：以下哪些是胎儿发育的特点

　A. 24 小时后开始细胞分裂

　B. 胚胎植入后器官基本形成

　C. 胎儿中期肺发育成熟

　D. 29～40 周脂肪、肌肉组织快速增长

　E. 早产存活率高

　答案：BD

　解析：胎儿期发育特点：①14 天：开始细胞分裂的受精卵称植入前胚胎。②8 周：胚胎植入后细胞、组织分化形成胚胎，胎儿器官基本形成，已可辨别性别，是胎儿发育关键期。③13～28 周：胎儿中期，组织、器官迅速生长，功能趋于成熟，但肺发育不成熟，若早产则存活率低。④29～40 周：脂肪、肌肉组织迅速增长，胎儿体重迅速增加。

三、**共用题干单选题：以叙述一个以单一患者或家庭为中心的临床情景，提出 2～6 个相互独立的问题，问题可随病情的发展逐步增加部分新信息，每个问题只有 1 个正确答案，以考查临床综合能力。答题过程是不可逆的，即进入下一问后不能再返回修改所有前面的答案。**

例：男婴，独坐稳，换手，认生，头围 43cm。

1. 其年龄应为

　A. 3 个月　　　　　B. 8 个月

　C. 5 个月　　　　　D. 12 个月

　E. 15 个月

　答案：C

　解析：小儿 6 个月可以坐，头围 41～42cm。

2. 以下哪项发育不可能出现

　A. 能发出"妈妈"等语音

　B. 能指出身体的几个部分

　C. 会扶着栏杆站起来

　D. 会拍手

　E. 能听懂自己的名字

　答案：B

1

解析：5~6个月小儿可主动伸手抓物，9个月时才可用单指指物。

3. 下列哪项反射已不存在

A. 腹壁反射　　　B. 吸吮反射
C. 跟腱反射　　　D. 提睾反射
E. 巴宾斯基征阳性

答案：B

解析：原始反射（拥抱反射、觅食反射、吸吮反射）约在4月龄消失。

四、案例分析题：**每道案例分析题至少3~12问。每问的备选答案至少6个，最多12个，正确答案及错误答案的个数不定。考生每选对一个正确答案给1个得分点，选错一个扣1个得分点，直至扣至本问得分为0，即不含得负分。案例分析题的答题过程是不可逆的，即进入下一问后不能再返回修改所有前面的答案。**

例：患儿男，7岁，皮疹2天，伴低热、流涕。查体：体温38℃，患儿躯干部可见红色斑丘疹，出疹时皮肤可见丘疹、水疱和结痂同时存在，咽充血，心肺正常，腹平，肝脾未触及。

1. 若为水痘，则患儿的综合处理包括

A. 卧床休息
B. 对症治疗
C. 加强护理
D. 继发感染给予抗生素
E. 切断传播途径
F. 治疗并发症

答案：ABCDEF

解析：根据患儿的症状、体征以及水痘的特点，患儿的综合处理包括：①加强护理：水痘是一种传染性疾病，需要加强患儿的个人卫生和环境卫生，保持皮肤清洁，避免搔抓，防止继发感染。②卧床休息：水痘患儿需要休息，避免过度活动，息：水痘患儿需要休息，避免过度活动，有助于恢复和预防并发症。③对症治疗：可以给予退热药物，如布洛芬或对乙酰氨基酚，缓解低热症状。还可以使用止痒药物或外用药物，如搽剂或凝胶，缓解皮疹的瘙痒感。④治疗并发症：水痘可能引发一些并发症，如皮肤继发感染、呼吸道感染等，需要及时诊断和治疗。⑤继发感染给予抗生素：一般情况下，水痘并不需要使用抗生素治疗，除非出现继发感染的症状和体征。⑥切断传播途径：水痘是通过飞沫传播的，为了防止传播给他人，需要采取措施，如避免与其他人密切接触，保持良好的个人卫生习惯。综上所述，患儿的综合处理包括加强护理、卧床休息、对症治疗、治疗并发症、继发感染给予抗生素和切断传播途径。因此，答案选ABCDEF。

2. 水痘的常见并发症是

A. 肺炎　　　　　B. 心肌炎
C. 喉炎　　　　　D. 血小板减少
E. 皮肤继发感染　F. 水痘脑炎

答案：ABDEF

解析：水痘病毒可以引起肺部感染，导致肺炎的发生。水痘病毒也可以引起心肌炎，导致心脏炎症和功能异常。水痘病毒感染可能导致血小板减少，引发出血倾向。由于水痘患者容易搔抓皮疹，可能导致皮肤继发感染。水痘病毒感染也可能引起脑炎，导致脑部炎症和神经系统症状。因此，水痘的常见并发症包括肺炎、心肌炎、血小板减少、皮肤继发感染和水痘脑炎。

3. 典型水痘皮疹的临床特点是

A. 皮疹呈向心性分布
B. 出疹时皮肤可见丘疹、水疱和结痂同时存在
C. 皮疹出现在口腔时易破溃形成溃疡

D. 皮疹可为麻疹样
E. 皮疹可为出血性
F. 皮疹可为渗出性

答案： ABC

解析： 典型水痘皮疹的临床特点包括：水痘的皮疹通常从头部或躯干开始，然后向四肢扩散，呈现向心性分布的特点。水痘的皮疹在不同阶段会同时存在丘疹、水疱和结痂，这是水痘的典型表现。水痘的皮疹有时会出现在口腔黏膜，当皮疹破溃时，可形成溃疡。因此，典型水痘皮疹的临床特点是皮疹呈向心性分布，出疹时皮肤可见丘疹、水疱和结痂同时存在，皮疹出现在口腔时易破溃形成溃疡。

目录

全真模拟试卷（一）

一、单选题：每道试题由 1 个题干和 5 个备选答案组成，题干在前，选项在后。选项 A、B、C、D、E 中只有 1 个为正确答案，其余均为干扰选项。

1. 体格发育最快的时期是
   - A. 新生儿期
   - B. 婴儿期
   - C. 幼儿期
   - D. 学龄前期
   - E. 学龄期

2. 小儿最常用的药物计算方法是
   - A. 按体重计算
   - B. 按身长计算
   - C. 按年龄计算
   - D. 按体表面积计算
   - E. 按成人剂量计算

3. 小儿营养性维生素 D 缺乏性佝偻病后遗症期的临床表现为
   - A. 血钙、血磷降低
   - B. 易激惹、烦躁、枕秃
   - C. 方颅
   - D. 骨骼畸形
   - E. 颅骨软化

4. 新生儿败血症最常见的感染途径是
   - A. 产后脐部感染
   - B. 产前羊水穿刺感染
   - C. 暖箱感染
   - D. 产时产程延长
   - E. 皮肤毛囊炎感染

5. 以下选项中与新生儿生理性黄疸的原因无关的是
   - A. 红细胞量多，寿命短
   - B. 肝脏葡萄糖醛酸转移酶活性低下
   - C. 肠道葡萄糖醛酸苷酶活性增高
   - D. 胆道排泄胆红素的能力低下
   - E. 肝脏 Y、Z 蛋白含量少

6. 以下哪项是体质性性早熟的临床表现
   - A. 患儿身高及体重增长减慢
   - B. 绝大多数在 4～8 岁出现，也有婴儿期发病者
   - C. 发育顺序与正常青春发育不同
   - D. 以男孩多见，占男孩性早熟的 80% 以上
   - E. 骨龄发育落后

7. 产前确诊先天性卵巢发育不全综合征的方法是
   - A. 超声波检查
   - B. X 线检查
   - C. 抽取羊水进行染色体检查
   - D. 母血甲胎蛋白测定
   - E. 抽取羊水进行 DNA 检查

8. 关于先天性卵巢发育不全综合征的治疗是
   - A. 单用人生长激素
   - B. 确诊后先用雌激素，到成年后加入生长激素
   - C. 单用雌激素
   - D. 确诊后立即应用人生长激素＋雌激素
   - E. 确诊后即用人生长激素，到骨龄达 12 岁以上时加雌激素

9. 婴幼儿最常见的急性肠梗阻是
   - A. 阑尾炎
   - B. 胰腺炎
   - C. 肠套叠
   - D. 急性腹膜炎
   - E. 坏死性小肠结肠炎

10. 以下检查可确诊支气管异物的是
    A. X线检查　　　B. CT扫描检查
    C. 磁共振检查　　D. 病理检查
    E. 支气管镜检查

11. 引起病毒性心肌炎最常见的病毒是
    A. 风疹
    B. 呼吸道合胞病毒
    C. 流感
    D. 单纯性疱疹
    E. 柯萨奇病毒B组

12. 有机磷中毒中，属烟碱样症状的是
    A. 恶心、呕吐、腹痛
    B. 多汗、流涎、流泪、流涕
    C. 咳嗽、气促、肺水肿
    D. 心跳减慢、瞳孔缩小
    E. 肌纤维颤动、肌肉强直性痉挛

13. 肉眼血尿反复发作，最常见于
    A. 迁延性肾小球肾炎
    B. 过敏性紫癜肾炎
    C. 狼疮性肾小球肾炎
    D. 急性肾小球肾炎
    E. IgA肾病

14. 脾切除对以下哪种贫血疗效最好
    A. 缺铁性贫血
    B. 再生障碍性贫血
    C. 自身免疫性溶血性贫血
    D. 遗传性球形红细胞增多症
    E. 白血病性贫血

15. 下列符合营养性缺铁性贫血的骨髓象
    的是
    A. 幼红细胞增生减低
    B. 各期红细胞体积均较大
    C. 红细胞系胞核成熟程度落后于
       胞质
    D. 粒细胞系无明显异常
    E. 巨核细胞减少

16. 在急性风湿热时不受累的器官是
    A. 心脏　　　　C. 神经系统
    D. 肾脏　　　　B. 关节
    E. 皮肤

17. 新生儿缺氧缺血性脑病早期的主要病
    理改变为
    A. 脑水肿
    B. 矢状旁区损伤
    C. 脑细胞萎缩
    D. 颅内出血
    E. 脑室周围白质软化

18. 符合单纯型热性惊厥特点的发作类
    型是
    A. 强直－阵挛发作
    B. 局限性运动性发作
    C. 局限性感觉性发作
    D. 自主神经性发作
    E. 精神症状性发作

19. 对神经纤维瘤病Ⅰ型具有诊断价值的
    牛奶咖啡斑是
    A. 6块或6块以上，直径>5mm
    B. 5块或5块以上，直径>4mm
    C. 6块或6块以上，直径>4mm
    D. 3块或3块以上，直径>5mm
    E. 4块或4块以上，直径>5mm

20. 11岁女孩，身高132cm，学习成绩好。
    其父亲身高170cm，母亲160cm。该女
    孩6~7岁时身高增长5.1cm，7~8岁
    增长5.0cm，9~10岁增长5.3cm，11
    岁时骨龄为10.8岁，第二性征未出
    现。可能的原因是
    A. 正常生长
    B. 营养不良
    C. 先天卵巢发育不全
    D. 遗传性矮小
    E. 疾病

21. 患儿，女，6 岁，发热 8 天，伴咽痛、头痛、食欲缺乏，体温 39℃ 左右。查体：咽充血，全身浅表淋巴结肿大，头面部及躯干可见丘疹。外周血白细胞 $18 \times 10^9/L$，淋巴细胞 0.75，异型淋巴细胞 0.20。本病例临床诊断首先考虑是
    A. 风疹
    B. 登革热
    C. 巨细胞病毒感染
    D. 传染性单核细胞增多症
    E. 幼儿急疹

22. 新生儿生后 24 小时内出现黄疸，应首先考虑的诊断是
    A. 生理性黄疸   B. 新生儿溶血病
    C. 败血症   D. 新生儿肝炎
    E. 胆道闭锁

23. 一名孕 38 周新生儿，Apgar 评分 1 分钟为 9 分，生后 3 天均只给予白水喂养，今日突然出现惊厥。最有可能的原因为
    A. 破伤风
    B. 缺氧缺血性脑病
    C. 低血糖脑损伤
    D. 颅内出血
    E. 新生儿寒冷损伤综合征

24. 患儿，女，12 岁，确诊儿童甲状腺功能亢进症，已使用甲巯咪唑治疗 1 个月。血常规：WBC $2.9 \times 10^9/L$，N 0.26，L 0.74，Hb 98g/L，PLT $216 \times 10^9/L$。此时应考虑出现的情况是
    A. 继发病毒感染
    B. 再生障碍性贫血
    C. 噬血细胞综合征
    D. 粒细胞缺乏症
    E. 骨髓抑制

25. 患儿男孩，5 岁，系足月顺产，出生体重 2.2kg，出生身长 43cm，头围 33cm，婴儿期无特殊患病史。但自 1 岁起，其生长速度较慢，智力正常。查体：身高 -2.5SD，上、下部量比例为正常，骨龄相当于 4.8 岁，尚无第二性征，睾丸大小正常，降至阴囊。该患儿最可能的诊断是
    A. 体质性青春期发育延迟
    B. 家族性身材矮小
    C. 宫内发育迟缓
    D. 生长激素缺乏
    E. 甲状腺功能减退症

二、多选题：每道试题由 1 个题干和 5 个备选答案组成，题干在前，选项在后。选项 A、B、C、D、E 中至少有 2 个正确答案。

26. 以下哪些是胎儿发育的特点
    A. 24 小时后开始细胞分裂
    B. 胚胎植入后器官基本形成
    C. 胎儿中期肺发育成熟
    D. 29~40 周脂肪、肌肉组织快速增长
    E. 早产存活率高

27. 一足月新生儿，出生体重 3.2kg。有胎儿窘迫史，生后 1 分钟及 5 分钟评分分别为 3 分和 6 分。生后 3 小时患儿激惹，肌张力增高，有呼吸暂停。下列各项检查哪项是必需的
    A. 血糖
    B. 血钙
    C. 呼吸、心率、血压监测
    D. 头颅超声检查
    E. 血清总胆红素和结合胆红素

28. 肾病综合征的并发症有
    A. 感染   B. 低血容量
    C. 电解质紊乱   D. 血栓形成
    E. 休克

29. 婴儿期生长发育特点是

A. 生长发育突出
B. 易患传染病
C. 易发生消化紊乱与营养不良
D. 自身免疫功能尚未成熟
E. 抗病能力强

30. 小儿神经发育，以下选项中错误的是
A. 生后 1 个月，出现拥抱反射
B. 生后 2 个月，出现握持反射
C. 3~4 个月以下，凯尔尼格征阳性
D. 1 岁以内腹壁反射容易引出
E. 2 岁以下，巴宾斯基征阴性

31. 关于维生素 D 缺乏性佝偻病的预防措施正确的是
A. 适当增加日晒
B. 提倡母乳喂养
C. 孕母补充维生素 D 及钙剂
D. 及时添加辅食
E. 早产儿 2 个月开始补充维生素 D

32. 下列哪项是蛋白质 – 能量营养不良的并发症
A. 脑发育不良
B. 多种维生素缺乏
C. 营养性贫血
D. 败血症
E. 自发性低血糖

33. 下述哪项方法适用于诊断小儿慢性胃炎
A. 上消化道内镜检查
B. ^{13}C 标记尿素呼吸试验查幽门螺杆菌
C. 胃肠 X 线钡餐造影
D. 胃黏膜组织活检
E. 血清学检测抗 Hp 抗体

34. 儿童反复呼吸道感染的诊断应注意
A. 2 次感染间隔时间至少 7 天以上
B. 若上呼吸道感染次数不够，可以将上、下呼吸道感染次数相加

C. 若下呼吸道感染次数不够，可以将上、下呼吸道感染次数相加
D. 确定感染次数需连续随访 1 年
E. 2 次肺炎诊断间期肺炎体征和影像学改变应完全消失

35. 下列哪些是室性心动过速的心电图依据
A. 心室率 150~250 次/分
B. QRS 波宽大畸形，时限大于 0.10 秒
C. P 波与 QRS 波无固定关系
D. 心室夺获或室性融合波
E. 心室率较心房率快

36. 关于红细胞葡萄糖 – 6 – 磷酸脱氢酶缺乏症的叙述，下述哪一项是正确的
A. 呈常染色体隐性遗传
B. 先天性非球形细胞性溶血性贫血，在无诱因情况下表现为慢性溶血
C. 蚕豆病是其中一型
D. 服用具有氧化特性的药物后 1~3 天出现急性溶血表现
E. 是新生儿高胆红素血症的常见原因

37. 癫痫失神发作下列哪种抗癫痫药物治疗无效
A. 丙戊酸钠   B. 苯巴比妥
C. 苯妥英钠   D. 卡马西平
E. 地西泮

38. 关于瑞氏综合征的叙述，以下选项错误的是
A. 常出现高热
B. 伴有中、重度黄疸
C. 肝脏轻、中度增大
D. 常出现心律失常
E. 不会出现脑膜刺激征

39. 关于风湿热环形红斑的叙述，正确的是
A. 多见于躯干及四肢屈侧

B. 呈环形或半环形，中心肤色正常

C. 消退后不留痕迹

D. 红斑出现缓慢

E. 数小时或 1~2 天内消失

40. 关于全身型幼年特发性关节炎的特点，下列选项中不正确的是

    A. 关节酸痛或关节炎，以膝关节最常受累

    B. 发热呈弛张热

    C. 轻度肝、脾、淋巴结肿大，常伴出血

    D. X 线检查常见骨质破坏

    E. 类风湿因子可为阳性，抗核抗体可出现阳性

41. 小儿结节性多动脉炎可表现为哪些症状

    A. 皮肤斑丘疹样紫癜、网状青斑

    B. 肾血管受累所致的高血压

    C. 胆囊炎

    D. 视网膜动脉炎及视网膜出血

    E. 口腔溃疡和关节炎

42. 属于甲状腺功能亢进症时甲状腺肿大特点的是

    A. 腺体肿大，有结节

    B. 质地柔软

    C. 无疼痛

    D. 两侧对称

    E. 无血管杂音

43. 以下选项中属于单基因病的是

    A. 21-三体综合征   B. 红绿色盲

    C. 血友病甲   D. 肾性尿崩症

    E. 苯丙酮尿症

44. 胸痛伴咯血见于

    A. 支气管扩张   B. 气胸

    C. 肺结核   D. 肺梗死

    E. 大叶性肺炎

45. 有关流行性腮腺炎的治疗，正确的是

A. 使用新型抗生素

B. 具有自限性

C. 对症治疗为主

D. 本病预后较好

E. 注意注意保持口腔清洁，清淡饮食

46. 关于血清 HBV 标志物的意义，不正确的是

    A. HBsAg 是 HBV 感染的标志，但不是病毒复制的标志

    B. HBeAg 是病毒复制的标志

    C. 抗-HBe 具有保护性

    D. 抗-HBc 阳性无论滴度高低都表示有 HBV 复制

    E. HBsAg 转阴表示感染终止

47. 引起血清病和血清病样反应的药物有哪些

    A. 左氧氟沙星   B. 磺胺类

    C. 青霉素   D. 进口乳制品

    E. 右旋糖酐

48. 有关弥散性血管内凝血（DIC），以下选项中正确的是

    A. 微血栓形成是 DIC 的基本和特异性病理变化

    B. 高凝状态：为 DIC 的早期改变

    C. 肝素可以抑制微血栓进一步形成

    D. 肝素可以溶解血栓

    E. 低分子右旋糖酐不能疏通微循环

三、共用题干单选题：以叙述一个以单一患者或家庭为中心的临床情景，提出 2~6 个相互独立的问题，问题可随病情的发展逐步增加部分新信息，每个问题只有 1 个正确答案，以考查临床综合能力。答题过程是不可逆的，即进入下一问后不能再返回修改所有前面的答案。

（49~51 题共用题干）

    一女孩出生体重3.4kg，3 个月4.5kg。

49. 该女孩体重生长
    A. 正常　　　　　B. 较好
    C. 较差　　　　　D. 好
    E. 差

50. 3 个月婴儿体格检查时, 其大运动发育应是
    A. 瞬间抬头
    B. 直抱时不能抬头
    C. 抱时勉强竖起, 但左右前后晃动
    D. 卧位时以肘支撑上半身, 抬起头
    E. 卧位时抬头两手支撑, 并左右旋转头部

51. 3 个月婴儿体格检查时, 其语言发育应是
    A. "咿呀" 发音
    B. 说叠词
    C. 发单音词, 如 "爸" "妈"
    D. 能哭喊, 无其他语声
    E. 能哭喊, 逗引不太会笑

(52 ~ 54 题共用题干)
　　足月儿, 生后 12 天, 不吃不哭, 体温不升 2 天, 抽搐 3 次。皮肤黄, 前囟饱满, 心、肺听诊无异常, 脐部少量分泌物, 肝肋下 2.5cm, 脾肋下 1cm。血白细胞总数 $15 \times 10^9/L$, 中性粒细胞 0.70。面颊部及两下肢轻度硬肿。

52. 该患儿最可能的主要诊断是
    A. 新生儿脐炎
    B. 新生儿败血症
    C. 新生儿硬肿症
    D. 新生儿颅内出血
    E. 新生儿败血症并发化脓性脑膜炎

53. 以下诊断措施最有价值的是
    A. 血常规
    B. 血培养
    C. 颅脑 CT 或 B 超检查
    D. 脑脊液常规 + 细菌培养

    E. 血培养 + 脑脊液常规 + 细菌培养

54. 该患儿血培养为大肠埃希菌, 选用哪组抗生素最合理
    A. 青霉素 + 氯霉素
    B. 阿莫西林
    C. 克林霉素 + 氯霉素
    D. 氨苄西林 + 庆大霉素
    E. 氨苄西林 + 头孢噻肟

(55 ~ 58 题共用题干)
　　一患儿因母急产在路边出生, 自带小刀断脐带。生后 4 天开始出现抽搐, 渐加重, 轻微刺激抽搐不已, 吮乳及张口困难, 低热。

55. 该患儿最可能的诊断是
    A. 缺血缺氧性脑病 (HIE)
    B. 颅内出血
    C. 化脓性脑膜炎
    D. 新生儿破伤风
    E. 癫痫

56. 下列哪项检查对确诊该病有诊断价值
    A. 拥抱反射　　　　B. 觅食反射
    C. 压舌板试验　　　D. 握持反射
    E. 瞳孔对光反射

57. 该患儿在临床上应选用哪种抗生素治疗
    A. 青霉素
    B. 红霉素
    C. 万古霉素
    D. 亚胺培南 – 西司他丁
    E. SMZ

58. 该患儿止痉首选药物为
    A. 苯巴比妥钠　　　B. 水合氯醛
    C. 苯妥英钠　　　　D. 地西泮
    E. 异丙嗪

(59 ~ 61 题共用题干)
　　患儿女, 8 个月。2 小时内哭闹、呕吐

2 次、稀便 1 次来诊。查体：体温 37.5℃，神志清，咽正常，颈无阻力，心、肺无异常，腹部检查不合作。粪常规：白细胞 5～10 个/HP，红细胞 15～20 个/HP，吞噬细胞 0～1 个/HP。转入传染科，以细菌性痢疾收入院。入院后仍有呕吐及阵发性哭闹，无腹泻。

59. 该患儿最可能的诊断是
    A. 急性细菌性痢疾
    B. 婴儿急性阑尾炎
    C. 急性胃炎
    D. 肠套叠
    E. 肠痉挛

60. 应首先做的检查为
    A. 血常规
    B. 肛指检查
    C. 腹部 X 线平片
    D. 粪常规及培养
    E. 血培养

61. 应采取的措施为
    A. 肌内注射地西泮
    B. 静脉补液
    C. 肌内注射甲氧氯普胺
    D. 口服多潘立酮
    E. 空气灌肠诊断性复位

（62～63 题共用题干）

患儿男，18 个月。自幼人工喂养，食欲缺乏。半小时前突然面色苍白，神志模糊。查体：营养发育差，腹部皮脂消失，唤之无反应，呼吸间有暂停，脉搏 60 次/分。

62. 该患儿首要诊断考虑为
    A. 低钾血症
    B. 低钙血症
    C. 低血糖症
    D. 心力衰竭
    E. 中毒性休克

63. 首要诊治措施为
    A. 即做心电图，应用快速洋地黄制剂
    B. 测血糖浓度，静脉注射高渗葡萄糖

C. 检查血清钠、钾、氯，并据以确定补充方案
D. 做血培养，先用足量抗生素，两种合用及纠正酸中毒
E. 验血钙、磷及碱性磷酸酶，静脉注射葡萄糖酸钙

（64～65 题共用题干）

患儿女，9 岁，因"左耳垂下肿痛 3 天，发热伴腹部剧痛 10h，呕吐 2 次"入院。查体：急性病容，痛苦貌，体温 39.2℃，左侧腮腺 3cm×4cm，质韧，有压痛，颈软，心、肺无异常，腹稍韧，左上腹压痛明显，无肌紧张及反跳痛，克氏征、布氏征、巴氏征均阴性。

64. 该患儿最可能的诊断是
    A. 流行性腮腺炎
    B. 流行性腮腺炎并发脑膜脑炎
    C. 流行性腮腺炎并发胰腺炎
    D. 流行性腮腺炎并发急性胃炎
    E. 流行性腮腺炎并发卵巢炎

65. 最有价值的辅助检查是
    A. 血常规＋血气分析
    B. 血尿淀粉酶测定
    C. 胃肠道造影
    D. 血脂肪酶测定
    E. 脑脊液检查

四、案例分析题：每道案例分析题至少 3～12 问。每问的备选答案至少 6 个，最多 12 个，正确答案及错误答案的个数不定。考生每选对一个正确答案给 1 个得分点，选错一个扣 1 个得分点，直至扣至本问得分为 0，即不含得负分。案例分析题的答题过程是不可逆的，即进入下一问后不能再返回修改所有前面的答案。

（66～70 题共用题干）

患儿，男，出生 7 天，腹胀伴间断呕

吐 3 天入院。孕 34 周出生，体重 1.9 千克，生后偶尔有呼吸暂停，无青紫、呻吟，给予保暖、抗生素治疗，生后第 2 天开奶，生后第 4 天用开塞露通便，入院 3 天前出现腹胀伴间断呕吐（3 次/日）有时呈喷射状，全身皮肤黄染，经禁食开塞露灌肠腹胀无好转。

66. 入院应做哪些辅助检查

    A. 血常规   B. 腹部 B 超

    C. 血细菌培养   D. 血胆红素

    E. 上消化道造影 F. 立位腹平片

67. 目前的诊断是

    A. 早产儿

    B. 病理性黄疸

    C. 生理性黄疸

    D. 急性出血坏死性小肠炎

    E. 先天性肥厚性幽门狭窄

    F. 营养不良

68. 需要进行鉴别诊断的疾病包括

    A. 肠套叠

    B. 先天性巨结肠

    C. 贲门迟缓症

    D. 消化性溃疡

    E. 胎粪综合征

    F. 先天性肥厚性幽门狭窄

69. 下列哪种因素与发生急性出血坏死性小肠炎有关

    A. 早产儿胃肠道功能不成熟

    B. 肠黏膜缺氧缺血

    C. 摄入高渗溶液

    D. 感染

    E. 病理性黄疸

    F. 肠道细菌过度繁殖造成肠胀气

70. 有助于病理性黄疸的诊断的有

    A. 生后 24 小时出现黄疸

    B. 血清结合胆红素 $>34\mu mmol/L$

    C. 黄疸退而复现

    D. 血清胆红素早产儿 $>257\mu mmol/L$

    E. 黄疸持续时间早产儿 >6 周

    F. 血清胆红素每日上升超过 $85\mu mmol/L$

（71~75 题共用题干）

    患儿，女，7 岁。主因少尿、浮肿 5 天，发热、咳嗽 2 天入院。尿蛋白（＋＋＋）。

71. 住院后应做那些检查

    A. 胸片

    B. 肾活组织检查

    C. 补体 C3

    D. 血电解质和肾功能

    E. 血脂

    F. 血浆蛋白和 24 小时尿蛋白定量

72. 需与该病鉴别的有

    A. 急性肾小球肾炎

    B. SLE 性肾炎

    C. 过敏性紫癜性肾炎

    D. 乙型肝炎病毒相关性肾炎

    E. 药源性肾炎

    F. 隐匿性肾小球肾炎

73. 检验结果：24h 尿蛋白定量 120mg/（kg·d），白蛋白 20g/L，胆固醇 9.72mmol/L，血 Na 120mmol/L，补体 C3 正常。肾活组织检查呈微小病变型。胸片未见异常。目前的诊断是

    A. 电解质紊乱

    B. IgA 肾病

    C. 上呼吸道感染

    D. 泌尿系感染

    E. 单纯性肾病

    F. 急性肾小球肾炎

74. 对本例应采取的治疗措施有

    A. 注意休息，水肿消失、一般情况好转后可起床活动

    B. 给予优质蛋白饮食，保证充分的热量，禁忌高蛋白饮食

    C. 纠正电解质紊乱，应用利尿药消肿

D. 糖皮质激素 + 环磷酰胺
E. 环磷酰胺 + 环孢素
F. 单用糖皮质激素

D. 感染后咳嗽
E. 肺结核
F. 上气道咳嗽综合征

75. 关于本例的描述，下列正确的是
    A. 患儿蛋白尿已达肾病水平
    B. 如进一步分析其尿中蛋白成分应均为白蛋白
    C. 蛋白尿系单纯静电屏障损伤所致
    D. 高脂血症主要因肝脏合成增加所致
    E. 水肿主要由于低蛋白血症使有效血循环量减少，引起利钠因子分泌减少所致
    F. 患儿蛋白尿未达肾病水平

（76～78 题共用题干）

患儿，女，4 岁，主因"反复咳嗽 3 个月"就诊，阵发性干咳，以夜间为主，无发热，无鼻塞、流涕。查体：双肺呼吸音粗，未闻及明显干湿啰音。间断抗感染效果不佳，曾雾化数日有效，既往体健，否认其他病史及相关家族史。胸片示双肺纹理增多，血常规大致正常。

76. 为明确诊断，该患儿首先需要做的辅助检查，包括
    A. 用力呼气流量容积曲线测定
    B. 脉冲振荡肺功能检查
    C. 肺弥散功能检查
    D. 支气管舒张试验
    E. 支气管激发试验
    F. 呼出气一氧化氮检查
    G. 过敏原检查
    H. 肺部高分辨 CT
    I. 血气分析
    J. 心脏超声检查

77. 该患儿最可能的诊断是
    A. 支气管异物
    B. 咳嗽变异性哮喘
    C. 支气管哮喘

78. 关于本病的叙述正确的是
    A. 本病是引起学龄前及学龄期儿童咳嗽的常见原因
    B. 本病可有过敏性疾病病史，以及过敏性疾病阳性家族史
    C. 本病可予 β_2 受体激动剂试验性治疗 1～2 周，症状缓解，有助于诊断
    D. 一旦明确诊断，需长期规范化治疗
    E. 选择吸入型糖皮质激素或白三烯受体拮抗剂，或二者联合，疗程至少 8 周

（79～81 题共用题干）

患儿男，4 岁，咳嗽发热 20 天，头痛呕吐 5 天，曾用多种抗生素治疗无效。查体：体温 38℃，体重 20kg，神清，左侧鼻唇沟变浅，口角向右歪斜，颈抵抗（＋），心、肺（－），克氏征（＋），布氏征（＋）。脑脊液：外观微浑，白细胞计数 $560 \times 10^6/L$，中性粒细胞百分比 0.30、淋巴细胞百分比 0.70、蛋白质 800mg/L、氯化物 88mmol/L，糖 1.18mmol/L。

79. 有助于疾病诊断的化验及检查包括
    A. PPD 试验
    B. 胸部影像学
    C. 血 T－SPOT－TB
    D. 头颅 MRI
    E. 腰穿脑脊液检查
    F. 胃液抗酸染色
    G. 尿液培养
    H. 父母胸部 X 线片
    I. 血真菌培养

80. 引起该疾病的病原体感染人体后可能引起的症状及受累部位包括
    A. 脑积水   B. 脑神经损害

C. 脊髓病变　　　　D. 脑血管病变

E. 脑实质病变　　　F. 皮肤病变

G. 肺内病变　　　　H. 椎体病变

I. 腹膜炎

81. 该患儿明确诊断后采用的药物治疗是

　　A. 异烟肼　　　　　　B. 吡嗪酰胺

　　C. 利福平　　　　　　D. 红霉素

　　E. 青霉素　　　　　　F. 糖皮质激素

　　G. 头孢曲松　　　　　H. 阿奇霉素

　　I. 乙胺丁醇

(82～85 题共用题干)

　　患儿女，1 岁，平素无发绀，因咳嗽 3 天外院就诊，查体发现心脏杂音。

82. 该患儿可能的诊断是

　　A. 房间隔缺损

　　B. 室间隔缺损

　　C. 动脉导管未闭

　　D. 法洛四联症

　　E. 完全性大动脉转位

　　F. 肺动脉瓣狭窄

83. 为明确诊断，需要进行的检查是

　　A. 24 小时心电监测　　B. 胸部 CT

　　C. 超声心动图　　　　D. 心电图

　　E. 心导管检查　　　　F. 运动试验

84. 患儿心电图结果显示左心室肥大，可能的疾病是

　　A. 房间隔缺损

　　B. 室间隔缺损

　　C. 动脉导管未闭

　　D. 法洛四联症

　　E. 完全性大动脉转位

　　F. 肺动脉瓣狭窄

85. 查体发现血压 90/45mmHg，可触及水冲脉，闻及枪击音，可能的疾病是

　　A. 室间隔缺损

　　B. 房间隔缺损

C. 动脉导管未闭

D. 法洛四联症

E. 完全性大动脉转位

F. 肺动脉瓣狭窄

(86～89 题共用题干)

　　患儿男，5 岁。1 周前出现发热伴咳嗽，当地输液治疗后热退，咳嗽减轻，但 3 天前出现气急，1 天前出现精神差，气急加重，双下肢水肿，尿量减少，夜间不能平卧入睡，咳粉红色泡沫状痰。查体：体温 37℃，脉搏 165 次/分，呼吸 62 次/分，血压 90/60mmHg，氧饱和度 99%。神志清楚，反应尚可，较烦躁，气促，面色略苍白，未见发绀。颈静脉怒张。双肺可及湿啰音。心前区无隆起，未触及震颤，心尖搏动位于左锁骨中线第 5 肋间外约 1.5cm，心界扩大，心音低钝，可闻及舒张早期奔马律。肝脏增大，肋下约 4cm，肝颈静脉回流征阳性。双下肢凹陷性水肿，四肢肌力及肌张力正常，四肢末端湿冷。神经系统体格检查未见异常。血尿常规、肝肾功能和电解质正常。胸部 X 线示心影增大，双肺透亮度低，提示肺水肿，未见明显渗出影。超声心动图示左心房、左心室明显增大，以左心室为主，心脏搏动明显减弱，左心室射血分数为 35%。二尖瓣中度反流。

86. 还需要询问的相关病史包括

　　A. 此次发热是否伴有呕吐、腹泻等病史

　　B. 之前有无胸片或其他检查显示心脏增大

　　C. 有无心慌、胸闷等病史，体格检查有无显示心律失常，如心动过速、期前收缩等

　　D. 患儿既往有无活动耐量下降，比如较同龄儿懒动、爬楼梯出现气喘需休息等病史（除外慢性心功能不全急性发作）

E. 有无药物服用史

F. 家族中有无心脏病及猝死病史

87. 该患儿诊断为急性心功能不全，可能的病因包括

A. 扩张型心肌病

B. 先天性心肌病

C. 急性重症心肌炎

D. 心包积液

E. 肺炎合并心衰

F. 贫血性心脏病

88. 需要补充的辅助检查包括

A. 心电图

B. 腹部B超观察肝脏、腹水等

C. 血气分析

D. 血CK-MB、心肌肌钙蛋白、BNP

E. 血柯萨奇病毒等病毒检测

F. 心脏增强MRI

89. 该患儿即刻的治疗包括

A. 吸氧

B. 镇静，呼吸窘迫严重可给予机械通气

C. 毛花苷C足量、快速、饱和

D. 静脉注射多巴胺及多巴酚丁胺

E. 快速利尿：静脉给予利尿剂，注意补钾

F. 给予心肌能量代谢药物

G. 控制感染

H. 限制入量

(90~92题共用题干)

患儿2岁，因"间断发热伴皮肤出血点1个月"入院。查体：体温38.9℃，精神稍弱，面色苍黄，全身皮肤可见散在针尖大小出血点。双肺呼吸音粗，未闻及啰音及喘鸣音，心脏检查正常，肝肋下1cm，脾肋下5cm。血常规：白细胞计数49.2×10^9/L，早幼粒0.02，单核细胞0.08，血红蛋白76g/L，血小板计数15×10^9/L，C

反应蛋白26mg/L。骨髓常规示增生极度活跃，原粒5%，早幼粒8%，幼稚单核2%。

90. 以下选项中哪些为确诊检查

A. 融合基因

B. 染色体

C. 白血病免疫分型

D. 骨髓活检

E. 组化染色

F. 胎儿血红蛋白

G. 中性粒细胞碱性磷酸酶

91. 存在以下哪些基因突变可确诊

A. RAS   B. PTPN11

C. NF1   D. 7单体

E. BCR-ABL

92. 该患儿住院后，应进行的诊治措施有

A. 骨髓细胞免疫分型

B. 骨髓细胞染色体检查

C. 骨髓细胞融合基因检查

D. HbF检查

E. 羟基脲治疗

F. 对症支持治疗，如输血、输血小板等

(93~96题共用题干)

患儿男，5岁，反复咳喘1年伴面色苍白，曾咯血2次，按肺炎治疗无效。血红蛋白75g/L，X线胸片提示双肺点状阴影，PPD（+）。

93. 应补充以下哪项病史

A. 有无肾脏、心肌、胰腺疾病史

B. 有无哮喘病史

C. 有无偏食

D. 出生史

E. 有无过敏史

94. 若考虑患者为缺铁性贫血，应该首先做的检查是

A. 骨髓穿刺

B. 血红蛋白电泳

C. 复查血常规

D. 红细胞酶测定

E. 血清铁、总铁结合力检查

95. 为明确诊断应该做什么检查

A. 痰查含铁血黄素细胞

B. 胸部 CT 检查

C. 肺活检

D. 纤维支气管镜检查

E. 痰查抗酸杆菌

96. 若患儿突然发生大咯血，以下哪项处理最恰当

A. 镇静

B. 静脉滴注维生素 K

C. 手术止血

D. 垂体后叶素静脉滴注

E. 保持半卧位

（97~100 题共用题干）

患儿男，10 岁。出生时无异常，2 岁时家长发现不能开口说话，与家人无交流，经医院确诊为孤独症。

97. 该患儿可出现的临床表现

A. 言语交流障碍

B. 社会交往障碍

C. 狭隘的兴趣

D. 重复刻板行为

E. 智力异常

F. 感知觉异常

G. 多动和注意力分散行为

98. 该患儿可选用的药物

A. 氟西汀

B. 卡马西平

C. 丙戊酸钠

D. 丙米嗪

E. 大剂量维生素 B_6 合并镁剂

F. 大剂量维生素 C

G. 叶酸治疗

99. 考虑该患儿发病的病因与哪些因素有关

A. 遗传因素　　B. 神经系统异常

C. 神经心理异常　　D. 接种

E. 感染　　F. 环境因素

100. 该患儿可采取的教育干预方法其主要步骤为

A. 对行为进行分析

B. 分解任务并逐步强化训练

C. 奖励（正性强化）任务的完成

D. 在训练中应该充分运用提示和渐隐技术

E. 惩罚教育

F. 药物治疗

全真模拟试卷（二）

一、单选题：每道试题由 1 个题干和 5 个备选答案组成，题干在前，选项在后。选项 A、B、C、D、E 中只有 1 个为正确答案，其余均为干扰选项。

1. 胚胎期是指受孕后的
   A. 8 周内　　　　　　 B. 9 周内
   C. 10 周内　　　　　 D. 11 周内
   E. 12 周内

2. 根据宏量营养素的描述，下列哪种情况是正确的
   A. 2 岁以上儿童膳食中，糖类所产的能量应占总能量的 35%
   B. 婴儿越小，脂类在总能量中所占比例就越高
   C. 人乳或配方乳喂养无法满足新生儿体内的长链多不饱和脂肪酸需要
   D. 婴幼儿生长旺盛，优质蛋白质供给应占总能量的 15%
   E. 蛋白质是维持生命不可缺少的营养素，但在婴幼儿期蛋白质需求相对较低

3. 确诊传染性单核细胞增多症主要依据为
   A. 发热、咽痛、躯干部斑丘疹
   B. 全身浅表淋巴结肿大
   C. 外周血中白细胞增高及出现异型淋巴细胞
   D. 绵羊红细胞凝集试验
   E. 血清抗 EBV - IgM 阳性

4. 维生素 D 缺乏性手足搐搦症的隐性体征是
   A. 喉痉挛
   B. Kernig 征阳性
   C. Brudzinski 征阳性
   D. Trousseau 征阳性
   E. Babinski 征阳性

5. 早期诊断先天性甲状腺功能减退症，下列新生儿期筛查项目是
   A. T_3　　　　　　　 B. T_4
   C. TSH　　　　　　　 D. 碱性磷酸酶
   E. 胆固醇

6. 新生儿缺氧缺血性脑病的诊断主要靠
   A. EEG　　　　　　　 B. CT
   C. B 超　　　　　　　 D. MRI
   E. 临床表现

7. 下列哪一项是新生儿败血症最常见的临床表现
   A. 黄疸加重、肝脾大、感染性肠麻痹
   B. 黄疸加重、抽搐、发热
   C. 出血倾向、精神改变
   D. 休克征象、体温不升
   E. 黄疸加重、感染中毒表现

8. 关于先天性甲状腺功能减退症新生儿筛查的采血时间正确的是
   A. 生后第 1 天　　　　 B. 生后第 3 天
   C. 生后 15 天　　　　　 D. 生后 1 个月
   E. 出生时脐血检查

9. 新生儿感染性肺炎最大特点是
   A. 水泡音不典型　　　 B. 发热
   C. 发绀　　　　　　　 D. 症状不典型
   E. 咳嗽出现早

10. 新生儿低血糖的诊断标准为
    A. 血糖低于 1.1mmol/L
    B. 血糖低于 1.7mmol/L

C. 血糖低于 2.2mmol/L

D. 血糖低于 2.5mmol/L

E. 血糖低于 2.75mmol/L

11. 特发性真性性早熟最重要的特点是
    A. 生长速度加快
    B. 骨龄增速
    C. 骨骺早愈合
    D. 影响最终身高
    E. 性发育过程遵循正常规律

12. 典型苯丙酮尿症的发病机制是
    A. 酪氨酸羟化酶受抑制
    B. 苯丙氨酸 - 4 - 羟化酶缺陷
    C. 四氢生物蝶呤生成不足
    D. 脑内 5 - 羟色胺不足
    E. 二氢生物蝶呤还原酶先天缺陷

13. 下列疾病不属常染色体隐性遗传的是
    A. 苯丙酮尿症   B. 糖原累积病
    C. 肝豆状核变性   D. 黏多糖病
    E. Turner 综合征

14. 喉梗阻的最主要表现为
    A. 三凹征
    B. 声音嘶哑
    C. 犬吠样咳嗽
    D. 吸气性呼吸困难
    E. 呼气性呼吸困难

15. 洋地黄中毒所致的室性心动过速忌用
    A. 利多卡因   B. 普罗帕酮
    C. 苯妥英钠   D. 氯化钾
    E. 直流电复律

16. 以下不属于急性肺损伤/急性呼吸窘迫综合征治疗原则的是
    A. 心力衰竭治疗   B. 治疗原发病
    C. 纠正缺氧   D. 机械通气
    E. 液体管理

17. 以下有关肾小管酸中毒的叙述，不正确的是

A. 原发病例常在生后即有临床表现

B. 慢性代谢性酸中毒：厌食、恶心、呕吐、腹泻、便秘、生长发育迟缓

C. 电解质紊乱：低钾血症、高氯血症

D. 使用维生素 D 治疗可防止佝偻病、骨骼畸形

E. 易出现尿路感染与梗阻性肾病

18. 小儿营养性缺铁性贫血的主要原因是
    A. 先天储铁不足   B. 铁吸收障碍
    C. 生长发育快   D. 铁丢失过多
    E. 铁摄入量不足

19. 佝偻病后遗症期可有的表现是
    A. X 线检查异常
    B. 肌肉松弛
    C. 方颅
    D. 神经 - 精神症状
    E. 血液生化改变

20. 婴儿体重5kg，逗能微笑，头能竖直，推测月龄是
    A. 3 个月   B. 2 个月
    C. 10 个月   D. 12 个月
    E. 15 个月

21. 患儿，男，10 岁，臀位产，出生体重，3000g，身材比例匀称，身高 110cm，骨龄相当 5～6 岁，生长速度每年 2～3cm，智力正常。该患儿最可能的诊断是
    A. 体质性青春期发育延迟
    B. 家族性身材矮小
    C. 宫内生长障碍
    D. 生长激素缺乏
    E. 甲状腺功能减退症

22. 12 岁男孩，出生时身长及体重正常，智力良好，家庭环境尚好，家长发现自幼生长慢于其他同龄儿童。母亲身高 146cm。父亲身高 167cm。查体：身

高 - 2.1SD，体重 - 1.8SD，心、肺、腹（-），双睾丸体积 8ml，少许阴毛，骨龄 12.5 岁，生长激素激发试验结果正常。预计这种异常最可能的疾病是

A. 体质性青春期发育延迟

B. 家族性身材矮小

C. 宫内发育迟缓

D. 生长激素缺乏

E. 甲状腺功能减退症

23. 患儿男，3 岁。自幼经常患肺炎。查体：胸骨左缘第 2 肋间可闻及收缩期杂音，肺动脉瓣第二心音亢进，伴固定分裂，心电图显示电轴右偏，V_1 呈 rsR′ 波形，RV_1 14mm，PV_1 2mm，P - R 间期 0.15s。该患儿考虑何种心脏病

A. 主动脉狭窄   B. 肺动脉狭窄

C. 房间隔缺损   D. 室间隔缺损

E. 右位心

24. 6 岁女孩，病毒性感冒 3 天后出现心悸、胸闷。查体：面色苍白，精神萎靡，两肺无异常，心律不齐。心电图示心率为 95 次/分，P - R 间期逐渐延长，直至 P 波后不出现 QRS 波。其可能性最大的诊断是

A. 一度房室传导阻滞

B. 二度房室传导阻滞文氏型

C. 二度房室传导阻滞莫氏型

D. 三度房室传导阻滞

E. 心室内传导差异

25. 8 岁男孩，活动耐受力比同学差，曾患肺炎 3 次。查体：心前区隆起，心尖搏动较弥散，无震颤，胸骨左缘第 2 肋间闻及 3/6 级收缩期杂音，肺动脉瓣区第二心音亢进，固定分裂。胸部透视示肺门"舞蹈征"，右心房、右心室增大。考虑诊断是

A. 室间隔缺损   B. 动脉导管未闭

C. 艾森曼格综合征   D. 法洛四联症

E. 房间隔缺损

二、多选题：每道试题由 1 个题干和 5 个备选答案组成，题干在前，选项在后。选项 A、B、C、D、E 中至少有 2 个正确答案。

26. 胃食管反流病的临床表现包括

A. 呕吐   B. 营养不良

C. 咽下困难   D. 上腹部包块

E. 反复呼吸道感染

27. 以下关于学龄前儿童的特点，正确的是

A. 体格发育稳步增长，但较前减慢

B. 脑发育完全成熟

C. 各系统器官外形均已接近成人

D. 发病率低

E. 善于模仿

28. 关于病理性黄疸，以下叙述正确的是

A. 黄疸出现早，24 小时内出现

B. 黄疸程度重，胆红素大于 250μmol/L

C. 肝脾大

D. 黄疸持续 2 周后仍不消退

E. 生后 10 ~ 14 天消退

F. 黄疸退而复现

29. 6 个月小儿的哪种表现不符合营养性维生素 D 缺乏性手足搐搦症

A. 抽风后意识障碍

B. 多发生在清晨空腹时的抽搐

C. 发生在春天无热时的抽搐

D. 磕头样发作性痉挛样抽搐

E. 间歇性抽搐伴有痴呆状态

30. 以下哪项是小儿先天性肥厚性幽门狭窄的主要临床表现

A. 生后 2 ~ 3 周出现呕吐，呈进行性加重

B. 剧吐时可吐黄绿色胆汁

C. 可伴黄疸

D. 右上腹橄榄状肿块

E. 胃蠕动波从左上腹向右上腹移动

31. 气管支气管异物的临床分期包括

    A. 吸入期   B. 刺激期

    C. 安静期   D. 感染期

    E. 症状期

32. 关于病毒性心肌炎的预后，下列哪项是正确的

    A. 多数可以治愈

    B. 可在短时间内急剧恶化或死亡

    C. 可出现心功能不全

    D. 是否转化为心肌病尚未定论

    E. 新生儿急性心肌炎预后好

33. 以下哪项属于血管外溶血的表现

    A. 起病缓慢

    B. 病因通常为遗传性的

    C. 严重贫血

    D. 黄疸较不明显

    E. 显著肝、脾大

34. 以下选项中属于手足徐动型脑瘫的临床表现的是

    A. 肌张力降低

    B. 喂养困难

    C. 手足徐动明显

    D. 通常无锥体束征

    E. 智力发育明显落后

35. 下列对于小儿脑白质营养不良诊断的描述，正确的是

    A. 三线生化检查为分子遗传学方法

    B. 三线形态检查有皮肤、神经、肌肉或脑活体标本等

    C. 二线生化检查有血浆中极长链脂肪酸，尿中硫脂，白细胞溶酶等

    D. 一线形态学检查有外周淋巴细胞

（或脑活体组织）中沉积物

    E. 一线生化检查有 CSF、皮质醇、ACTH 实验

36. 关于风湿热实验室检查结果的判定，以下选项中正确的是

    A. 舞蹈病患儿 ASO 一定增高

    B. 20% 患儿 ASO 增高

    C. ASO 增高，只能说明近期有过链球菌感染

    D. 红细胞沉降率增快是风湿热活动的重要标志

    E. C 反应蛋白可提示风湿热活动

37. 以下哪项属于风湿性舞蹈病的临床特征

    A. 多见于女性患儿

    B. 不自主、无目的的快速运动

    C. 兴奋和注意力集中时消失

    D. 病程呈自限性

    E. 其动作入睡后可消失

38. 下列叙述中属于川崎病常见症状的是

    A. 眼结膜充血，无脓性分泌物

    B. 化脓性淋巴结炎

    C. 口腔黏膜弥漫充血和草莓舌

    D. 持续高热

    E. 手足肿胀和脱皮

39. 以下属于先天性甲状腺功能减低症病因的是

    A. 甲状腺不发育或发育不良

    B. 甲状腺或靶器官反应性低下

    C. 促甲状腺激素缺乏

    D. 甲状腺素合成障碍

    E. 碘缺乏

40. 对于戈谢病的治疗措施，下列说法正确的是

    A. 贫血患者应尽量延迟手术，以免加速 β 葡萄糖苷脂在器官累积

B. 酶疗法可以用于Ⅰ型和Ⅲ型患者的治疗，但对于Ⅱ型患者无效

C. 酶疗法的初始剂量应根据患者体重确定，并采取静脉输注方式

D. 骨髓移植是治疗Ⅰ、Ⅲ型患者的有效方法，可以显著改善患者症状

E. 基因治疗已成功插入β葡萄糖苷酯酶的正常基因并进行自身移植

41. 关于小儿结核性胸膜炎的辅助检查，以下正确的是

A. 胸部X线片少量积液表现为肋膈角变钝

B. 胸部X线片积液量多时可见从肋膈角外壁上行，呈弧形均匀致密影

C. 胸部CT可发现少量胸腔积液、肺底积液、叶间积液、包裹性积液和纵隔积液

D. 胸腔积液检查多为草黄色渗出液，胸腔积液腺苷脱氨酶检测特异性高

E. 可取胸腔积液沉淀物涂片抗酸染色镜检或取胸腔积液做结核分枝杆菌培养，阳性率不高

42. 关于EB病毒，正确的是

A. 嗜淋巴细胞的DNA病毒

B. 具有使靶淋巴细胞无限增殖的能力和潜伏－活化特性

C. 主要侵入T淋巴细胞

D. 增殖缓慢

E. 属疱疹病毒科

43. 以下关于蛲虫病的叙述，正确的是

A. 蛲虫病是蛲虫寄生于小肠下段至直肠所致的疾病，尤以婴儿期多见

B. 蛲虫病临床主要特征是夜间会阴部和肛门附近瘙痒

C. 蛲虫又称蠕形住肠线虫

D. 蛲虫病容易在家庭和儿童集体机构中传播，是通过虫卵污染的食物、

用具或手经口而感染自身或周围人群

E. 蛲虫患儿是为主要传染源，皮肤接触污染的土壤是主要感染途径

44. 以下选项中有关结节性红斑的叙述，不正确的是

A. 表现为四肢的伸侧、对称分布的痛性结节，色泽鲜红，周围水肿、边缘不清

B. 积极治疗原发病，必要时加用糖皮质激素

C. 常有外周血白细胞减少，中性粒细胞为主

D. 蛋白电泳示α_2－球蛋白及γ球蛋白降低

E. 数天后结节变软，色转紫红色，2～3周后消退

45. 下列选项不属于中枢性呼吸衰竭的呼吸改变的是

A. 阵发性呼吸困难

B. 呼吸节律不整

C. 仅有腹式呼吸

D. 吸气困难为主（有三凹征）

E. 呼气困难为主，有哮鸣音

46. 美蓝（亚甲蓝）对哪种中毒无效

A. 有机磷中毒　　　B. 氟乙酰胺中毒

C. 吗啡中毒　　　　D. 酒精中毒

E. 亚硝酸盐中毒

47. 新生儿胆红素生成过多的原因包括

A. 红细胞数相对较多且破坏多

B. 肝及组织内的血红蛋白较多

C. 红细胞寿命短

D. 血红蛋白加氧酶含量高

E. 新生儿经常处于饥饿、缺氧的状态

48. 新生儿用药的特有反应有

A. 药物导致的溶血和黄疸

B. 对药物的超敏反应

C. 高铁血红蛋白血症

D. 出血

E. 新生儿窒息和惊厥

三、共用题干单选题：以叙述一个以单一患者或家庭为中心的临床情景，提出 2~6 个相互独立的问题，问题可随病情的发展逐步增加部分新信息，每个问题只有 1 个正确答案，以考查临床综合能力。答题过程是不可逆的，即进入下一问后不能再返回修改所有前面的答案。

（49~51 题共用题干）

男婴，独坐稳，换手，认生，头围 43cm。

49. 其年龄应为

    A. 3 个月   B. 8 个月

    C. 5 个月   D. 12 个月

    E. 15 个月

50. 以下哪项发育不可能出现

    A. 能发出"妈妈"等语音

    B. 能指出身体的几个部分

    C. 会扶着栏杆站起来

    D. 会拍手

    E. 能听懂自己的名字

51. 下列哪项反射已不存在

    A. 腹壁反射

    B. 吸吮反射

    C. 跟腱反射

    D. 提睾反射

    E. 巴宾斯基征阳性

（52~54 题共用题干）

某早产儿，胎龄 29 周，日龄为 4h，产重 1350g，因"窒息复苏后进行性呼吸困难 3h 余"入院。出生时 1min、5min、10min Apgar 评分分别为 3 分、5 分、8 分，考虑存在新生儿呼吸窘迫综合征，立即给

予呼吸机辅助呼吸。但在高参数通气状态下，患儿 SpO_2 始终保持在 55%~69%。查体见双侧胸廓对称，未见隆起，心音低钝，未闻及杂音，未见明显贫血貌。

52. 目前应当考虑存在的主要问题是

    A. 心力衰竭

    B. 新生儿肺动脉高压

    C. 严重酸中毒

    D. 颅内出血

    E. 气胸

53. 需要进一步做的检查是

    A. 血气分析   B. 头颅 B 超

    C. 心脏彩超   D. 心肌酶谱

    E. 胸片

54. 针对该疾病的治疗，以下措施中最有效的是

    A. 尽快使用毛花苷 C

    B. 尽快使用碳酸氢钠，纠正 pH 至接近正常范围

    C. 尽快使用止血药物，如巴曲酶

    D. 一氧化氮吸入

    E. 如气胸量大应尽快胸腔穿刺

（55~58 题共用题干）

胎龄 35 周，顺产，生后 4h 出现呼吸急促伴发绀。查体：呼吸 68 次/分，有吸气性凹陷，两肺粗湿啰音，胸骨左缘第 2 肋间可及 1/6~2/6 级收缩期杂音，心率 148 次/分，律整。头罩吸氧后，测血气分析：pH 7.32，PaO_2 46.5mmHg，$PaCO_2$ 54mmHg。胸部 X 线片示普遍性透亮度减低，有均匀散在的颗粒和网片状阴影及支气管充气征。

55. 最可能的诊断是

    A. 湿肺   B. 肺透明膜病

    C. 感染性肺炎   D. 先天性心脏病

    E. 新生儿肺出血

56. 引起本病的病因是

A. 因缺氧影响心功能

B. 肺表面活性物质缺乏

C. 肺泡内液过多或体液转运不全

D. 娩出时病原体经产道侵入小儿呼吸道

E. 母怀孕早期病毒感染影响胎儿心脏发育

57. 查体中最能支持诊断的发现是

    A. 心音低钝，心率增快

    B. 皮肤苍白，贫血貌

    C. 肝脾大

    D. 反射和肌张力减低

    E. 脐部有脓性分泌物

58. 最具有诊断价值的实验室检查是

    A. 微量血沉　　　　B. 血培养

    C. 肝功能　　　　　D. 血白细胞计数

    E. 血清胆红素测定

（59~62题共用题干）

    患儿男，10岁，来院急诊。其母代诉，起病急，高热、头痛伴呕吐8小时，现呼之不应。体温40℃，面色苍灰，四肢冷，全身皮肤出现广泛瘀点、瘀斑，脉细速，血压测不出，脑膜刺激征不明显。

59. 该患儿诊断最可能的诊断是

    A. 中毒型细菌性痢疾

    B. 金黄色葡萄球菌败血症

    C. 流行性出血热

    D. 暴发型流行性脑脊髓膜炎（休克型）

    E. 中毒型猩红热

60. 确诊最重要的依据是

    A. 高热、头痛、呕吐

    B. 鼻咽拭子培养阳性

    C. 皮肤有瘀点、瘀斑

    D. 血培养阳性

    E. 面苍白、肢冷、血压测不出

61. 现最可能的并发症为

    A. 频发室性期前收缩

    B. 充血性心力衰竭

    C. 心源性休克

    D. 阵发性室性心动过速伴心肌劳损

    E. 一度房室传导阻滞

62. 该患儿治疗措施不正确的是

    A. 加速静脉滴注大剂量肾上腺皮质激素

    B. 静脉注射大剂量维生素C

    C. 及时应用血管活性药物如多巴胺、异丙肾上腺素及间羟胺

    D. 纠正心律失常

    E. 不宜使用血管扩张剂如硝普钠

（63~65题共用题干）

    患儿女，12岁，运动后咳嗽喘息4h，说话成短句，气短，喜坐位。查体：体温正常，呼吸45次/分，心率120次/分，听诊双肺弥漫响亮哮鸣音，既往曾有喘息病史，不规律药物治疗。否认其他病史。

63. 该患儿最可能的诊断是

    A. 支气管哮喘

    B. 喘息性支气管炎

    C. 支气管异物

    D. 先天性支气管狭窄

    E. 肺结核

64. 按病情严重度分级

    A. 轻度　　　　　　B. 中度

    C. 重度　　　　　　D. 危重度

    E. 其他

65. 该患儿的首要的辅助检查

    A. 高分辨CT

    B. 肺功能检查

    C. 血常规

    D. 纤维支气管镜检查

    E. 过敏原点刺

四、案例分析题：每道案例分析题至少
3~12问。每问的备选答案至少6个，
最多12个，正确答案及错误答案的个
数不定。考生每选对一个正确答案给
1个得分点，选错一个扣1个得分点，
直至扣至本问得分为0，即不含得负
分。案例分析题的答题过程是不可逆
的，即进入下一问后不能再返回修改
所有前面的答案。

（66~70题共用题干）

患儿女，1岁半，因发热，咳嗽4天，
气短2天入院，无呛咳史。住院后10小时
患儿突然烦躁不安，喘憋加重。查体：
R 58次/分，口周发绀，心率180次/分，
两肺中小水泡音密集，肝右肋下3cm，
边钝。

66. 目前的急诊诊断是

    A. 支气管肺炎   B. 支气管异物

    C. 支气管哮喘   D. 心力衰竭

    E. 病毒性心肌炎   F. 肺出血

67. 诊断依据包括

    A. 发热，咳嗽

    B. 突然烦躁不安

    C. 心率180次/分

    D. R 58次/分，口周发绀

    E. 两肺中小水泡音密集

    F. 肝右肋下3cm

68. 目前紧急处理的措施包括

    A. 吸氧   B. 镇静剂

    C. 肾上腺素   D. 呋塞米

    E. 甘露醇   F. 西地兰

69. 需进一步做哪些检查有助于诊断

    A. 胸片   B. 血电解质

    C. 血气分析   D. 头颅CT

    E. 心脏彩超   F. 肝功能

70. 以下叙述正确的是

    A. 应用抗生素控制感染，纠正水电解

        质紊乱

    B. 西地兰饱和量计算：0.03mg/kg

    C. 首剂量为1/2饱和量，余量平分隔
        6h一次，在48h内达到饱和量

    D. 酚妥拉明剂量0.3~0.5mg/kg，根
        据病情隔4~6h可重复应用

    E. 心衰纠正标准：烦躁消失、气促改
        善、心率减慢、肝脏回缩、尿量增
        加、食欲增加

    F. 低氧血症和高碳酸血症是引起心衰
        的主要原因

（71~75题共用题干）

患儿女，2岁。近3天来频繁呕吐伴
惊厥，意识由嗜睡至昏迷。肝肋下4cm。
GPT 82U，血糖1.4mmol/L，临床诊断为
瑞氏综合征。

71. 瑞氏综合征的临床特点是

    A. 先驱病毒感染史

    B. 急性进行性脑病症状

    C. 神经系统定位体征

    D. 脑脊液压力增高而无炎症改变

    E. 早期血清GPT增高

    F. 早期血、脑脊液中糖降低

72. 瑞氏综合征的致病因素包括

    A. 病前常有病毒感染史

    B. 流感服用水杨酸退热剂

    C. 水痘服用水杨酸退热剂

    D. 服用抗癫痫药物如丙戊酸钠

    E. HIV感染

    F. 黄曲霉素和有机磷污染食物

73. 下列与其预后不良有关的是

    A. 反复惊厥

    B. 去大脑强直

    C. 血氨在176μmol/L以上

    D. 空腹血糖为2.2mmol/L

    E. 脑电图呈弥漫性慢波

    F. 高热

74. 目前检验结果：凝血酶原时间为18秒，血清钠130mmol/L，钾4mmol/L，氯108mmol/L，钙2.3mmol/L，血pH 7.32，$PaCO_2$ 60mmHg，PaO_2 45mmHg，BE -4 mmol/L。以下哪项治疗方法正确
    A. 纠正低血糖，每日静脉输入10%葡萄糖溶液1400ml/m^2体表面积
    B. 降血氨可用腹膜透析及新鲜血液交换输血
    C. 维持电解质和酸碱平衡
    D. 维生素K静脉注射，纠正低凝血酶原
    E. 苯巴比妥控制惊厥发作，可减少脑组织代谢率，对大脑起保护作用
    F. 控制脑水肿

75. 患儿目前出现明显颅内压增高。以下处理措施正确的是
    A. 20%甘露醇静脉注射，每次1g/kg每4~6h一次。
    B. 可用硬膜下或硬膜外的测压计监测颅内压，使颅内压维持在2.67kPa以下
    C. 监测血气，保持呼吸道通畅。尽量保持PaO_2 >50mmHg，$PaCO_2$ <50mmHg
    D. 维持正常血压，以保证颅内灌注压6.67kPa以上
    E. 在脑电图监护和人工呼吸器条件下，按3~5mg/kg苯巴比妥降低颅内高压
    F. 应用地塞米松

(76~78题共用题干)

患儿男，6岁，因"间断胸闷、长出气1个月"就诊，无咳嗽、喘息等不适，诱因不明确，查体：双肺未闻及明显干湿啰音，既往过敏性鼻炎2年。

76. 为明确诊断，需要进一步检查
    A. 用力呼气流量容积曲线测定
    B. 支气管激发试验
    C. 肺弥散功能检查
    D. 支气管舒张试验
    E. 心肌酶
    F. 过敏原检查
    G. 心电图检查
    H. 心脏超声检查
    I. 心理科会诊

77. 心内科、心理科就诊未见异常，最可能的诊断是
    A. 支气管哮喘   B. 慢性咳嗽
    C. 胸闷变异性哮喘 D. 心肌炎
    E. 心因性胸闷   F. 肺炎

78. 关于本病的叙述正确的是
    A. 本病是引起儿童胸闷的常见原因之一
    B. 本病需要常规保心肌治疗
    C. 需要避免接触过敏原，积极治疗过敏性鼻炎
    D. 一旦明确诊断，需长期规范化诊治
    E. 选择吸入型糖皮质激素或白三烯受体拮抗剂，或二者联合
    F. 本病可有过敏性疾病病史以及过敏性疾病阳性家族史

(79~84题共用题干)

患儿女，4岁。发热伴咳嗽3天，痰多，食欲减退。查体：体温39.5℃，精神萎靡、口唇干，眼结膜充血伴有分泌物，口腔黏膜充血、粗糙，头面部及颈部可见散在红色斑丘疹，疹间皮肤正常，心率140次/分，心音可，呼吸46次/分，两肺呼吸音粗。曾服用退热药。

79. 该患儿最可能的诊断是
    A. 幼儿急疹   B. 风疹
    C. 猩红热   D. 麻疹
    E. 药物疹   F. 水痘

80. 以下检查可早期确诊本病的是
    A. 血常规检查
    B. 咽拭病毒分离
    C. 血乳酸浓度
    D. 特异性 IgG 抗体测定
    E. 特异性 IgM 抗体测定
    F. 便常规

81. 进一步的处理措施是
    A. 烦躁时可与镇静剂
    B. 抗生素应用
    C. 住院隔离并治疗
    D. 应用静脉丙种球蛋白
    E. 体温高时可予退热药
    F. 无须治疗

82. 若患儿体温不退,咳嗽加剧,烦躁不安,哭声嘶哑。查体示面色、唇周发绀,呼吸 60 次/分,心率 180 次/分,心音低钝,两肺有细湿啰音,肝肋下 3cm,剑下 3cm,质软。考虑并发
    A. 肺炎   B. 心肌炎
    C. 脓气胸   D. 心力衰竭
    E. 肺脓疡   F. 肝炎

83. 有关住院后进一步治疗措施,以下正确的是
    A. 氧气吸入
    B. 静脉补液 1500ml
    C. 洋地黄制剂快速饱和
    D. 适当应用镇静剂
    E. 选用有效抗生素控制感染
    F. 给予维生素 A,每日 20 万～40 万单位口服,共 2 天,可减少并发症利于疾病恢复

84. 该患儿至少应隔离至
    A. 出疹后 5 天   B. 出疹后 10 天
    C. 病程 5 天   D. 病程 10 天
    E. 疹退清   F. 3 周

(85～88 题共用题干)
    患儿女,8 个月,主因烦躁哭闹半天就诊。查体:心率 200 次/分,律齐,心音略低钝,未闻及杂音。

85. 该患儿最可能的诊断是
    A. 心房颤动
    B. 室间隔缺损伴心力衰竭
    C. 心房扑动
    D. 室上性心动过速
    E. 室性心动过速
    F. 窦性心动过速

86. 进一步需要的辅助检查有
    A. 心电图   B. 24h 心电监测
    C. 胸部 X 线片   D. 超声心动图
    E. 心脏 CT   F. 心脏磁共振

87. 心电图显示:R－R 间期绝对匀齐,QRS 波形态同窦性,P 波无法辨认,可能的诊断是
    A. 心房颤动
    B. 室间隔缺损伴心力衰竭
    C. 心房扑动
    D. 室上性心动过速
    E. 室性心动过速
    F. 窦性心动过速

88. 以下选项中该患儿治疗可采用的药物是
    A. 利多卡因   B. 维拉帕米
    C. 普罗帕酮   D. 毛花苷 C
    E. 胺碘酮   F. 美西律

(89～91 题共用题干)
    患儿男,8 个月。近 1 天发现患儿哭闹、烦躁、食欲减退,面色苍白。无咳嗽及流涕,无呕吐、腹泻等表现。查体:体温 36.80,脉搏 235 次/分,呼吸 30 次/分,血压 75/57mmHg;抱入病房,神志清,精神较萎靡,面色苍白。双侧瞳孔等大等圆,对光反射灵敏,三凹征不明显,双肺呼吸

音粗，未闻及明显湿啰音，心率235次/分，心音有力，杂音不明显，腹软，肝肋下3cm，脾肋下未触及，手足略发冷。实验室检查：血常规示白细胞计数5.6×10^9/L，中性粒细胞百分比0.32，淋巴细胞百分比0.65，C反应蛋白<80mg/L。胸部X线片：双肺纹理增多，心影略饱满；心电图示P波消失，可见节律规整的窄QRS波，心室率235次/分。

89. 患儿最可能的诊断是
    A. 窦性心动过速
    B. 室上性心动过速
    C. 室性心动过速
    D. 心功能不全
    E. 病毒性心肌炎
    F. 扩张型心肌病

90. 为鉴别诊断，需完成的进一步检查包括
    A. 血生化、电解质及心肌酶谱
    B. 血肌钙蛋白
    C. 血肠道病毒DNA及抗体
    D. 腰穿及脑脊液的检查
    E. 免疫球蛋白+ANA
    F. 头颅CT
    G. 超声心动图

91. 室性心动过速与室上性心动过速的鉴别点包括
    A. 室速的血流动力学多数不稳定，在很短时间出现心衰甚至心源性休克
    B. 无器质性心脏病的室上速在短时间内很少会引起血流动力学不稳定
    C. 室速的心电图表现为P波与QRS波分离
    D. QRS波宽大畸形的心动过速一定是室速
    E. 室速的心电图可见到心室夺获
    F. 室速一定伴有器质性心脏病

G. 室上速很少伴有器质性心脏病

(92～94题共用题干)

患儿男，8岁，因"发热伴牙龈出血10天、腹胀伴黑便1次"入院。查体：贫血貌，全身皮肤可见瘀斑，心肺体格检查无明显异常，肝肋下5cm，脾肋下6cm。血常规：白细胞计数279.4×10^9/L，可见大量幼稚细胞，血红蛋白81g/L，血小板计数23×10^9/L，骨髓细胞学检查：骨髓增生极度活跃，原始及幼稚淋巴细胞占97%。

92. 诊断应考虑
    A. 急性早幼粒细胞性白血病
    B. 急性淋巴细胞白血病
    C. 急性粒细胞性白血病
    D. 急性单核细胞性白血病
    E. 急性粒－单核细胞白血病
    F. 急性巨核细胞白血病
    G. 红白血病

93. 该患儿在化疗初期最易出现的并发症有
    A. 分化综合征
    B. DIC
    C. 白细胞淤滞综合征
    D. 肿瘤溶解综合征
    E. 重症感染
    F. 消化道黏膜炎
    G. 心功能不全

94. 患儿在化疗开始第二天出现了腰痛，恶心、呕吐，查生化提示高尿酸血症，拟应用尿酸氧化酶，同时应采取的措施有
    A. 利尿
    B. 充分水化
    C. 口服别嘌醇
    D. 预防使用抗生素
    E. 充分碱化尿液

F. 应用羟基脲

G. 静脉补充电解质（钾、钠、钙）

（95～97 题共用题干）

患儿男，5 岁，水肿、尿色红 2 天入院，查体：颜面、眼睑水肿，心肺听诊无异常，尿常规有红细胞（＋＋＋）、蛋白（＋），患儿曾患过扁桃体炎。

95. 若患儿在病程中出现呼吸、心率增快，奔马律，双肺布满中、小水泡音，肝大，血压 120/80mmHg，首先应考虑发生
    A. 急性肺炎
    B. 严重循环充血
    C. 急性肾功能不全
    D. 高血压脑病
    E. 低钠血症
    F. 急性肾小球肾炎

96. 发生上述情况，首先应采取的措施是
    A. 使用降压药物
    B. 加强抗生素的应用
    C. 使用呋塞米
    D. 补充氯化钠
    E. 血液透析
    F. 使用毛花苷 C
    G. 使用 β 肾上腺素受体阻滞剂

97. 下列哪几项属于持续性蛋白尿
    A. 肾小球性蛋白尿
    B. 肾小管性蛋白尿
    C. 溢出性蛋白尿

D. 分泌性蛋白尿

E. 直立性蛋白尿

F. 隐性蛋白尿

（98～100 题共用题干）

患儿男，7 岁，皮疹 2 天，伴低热、流涕。查体：体温 38℃，患儿躯干部可见红色斑丘疹，出疹时皮肤可见丘疹、水疱和结痂同时存在，咽充血，心肺正常，腹平，肝脾未触及。

98. 若为水痘，则患儿的综合处理包括
    A. 卧床休息
    B. 对症治疗
    C. 加强护理
    D. 继发感染给予抗生素
    E. 切断传播途径
    F. 治疗并发症

99. 水痘的常见并发症是
    A. 肺炎　　　　　　B. 心肌炎
    C. 喉炎　　　　　　D. 血小板减少
    E. 皮肤继发感染　　F. 水痘脑炎

100. 典型水痘皮疹的临床特点是
    A. 皮疹呈向心性分布
    B. 出疹时皮肤可见丘疹、水疱和结痂同时存在
    C. 皮疹出现在口腔时易破溃形成溃疡
    D. 皮疹可为麻疹样
    E. 皮疹可为出血性
    F. 皮疹可为渗出性

全真模拟试卷（三）

一、单选题：每道试题由 1 个题干和 5 个备选答案组成，题干在前，选项在后。选项 A、B、C、D、E 中只有 1 个为正确答案，其余均为干扰选项。

1. 以下有关男性和女性第二性征发育的顺序，正确的是
   A. 腋毛→阴毛→乳房→月经初潮
   B. 睾丸→阴茎→阴囊→阴毛→腋毛
   C. 阴毛→腋毛→喉结→胡须→变声
   D. 阴茎→睾丸→阴囊→阴毛→胡须
   E. 月经初潮→阴毛→乳房→腋毛

2. 脊柱出现颈曲的年龄为
   A. 3 个月　　　　　　B. 4 个月
   C. 6 个月　　　　　　D. 5 个月
   E. 7 个月

3. 对儿童来说，以下哪种微量营养素属于容易缺乏的
   A. 钠　　　　　　　　B. 碘
   C. 镁　　　　　　　　D. 硒
   E. 氯

4. 新生儿寒冷损伤综合征的治疗首先采取的措施是
   A. 应用抗生素
   B. 纠正低血糖
   C. 复温
   D. 补充热量及水分
   E. 以上都不是

5. 关于黄疸的治疗，以下描述正确的是
   A. 光疗是治疗黄疸最简单、有效的方法
   B. 可供给白蛋白，阻止胆红素产生
   C. 都要使用碱性液，以利胆红素与白蛋白连接
   D. 在早期使用酶诱导剂常可很快降低胆红素
   E. 新生儿高胆红素血症时可使用高效丙种球蛋白降低胆红素

6. 关于化脓性脑膜炎下列叙述不正确的是
   A. 多由病原体途径血液、淋巴或直接扩散感染至脑膜
   B. 不同类型的细菌可能导致不同类型的脑膜炎
   C. 在婴幼儿群体中的发生率较高，表现最典型
   D. 新生儿常表现为体温升高、呼吸急促、心率加快等全身中毒症状
   E. 可能发生脑积水，对患者的神经系统造成损害

7. 中枢性尿崩症缺乏的物质是
   A. 降钙素
   B. 肾上腺皮质激素
   C. 抗利尿激素
   D. 甲状旁腺素
   E. 肾素－血管紧张素

8. 苯丙酮尿症患儿出现神经系统症状的机制是
   A. 生物蝶呤缺乏
   B. 酪氨酸不足
   C. 继发性肾上腺素不足
   D. 继发性甲状腺素缺乏
   E. 高浓度苯丙氨酸及其旁路代谢产物对脑细胞的损害

9. 糖原累积病Ⅰ型是由于缺乏哪种酶所引起

A. 苯丙氨酸羟化酶

B. 葡萄糖 – 6 – 磷酸酶

C. 酪氨酸酶

D. 氨基己糖酶

E. 半乳糖 – 1 – 磷酸尿苷转移酶

10. 下列不是咽 – 结合膜热典型的临床表现的是

    A. 发热

    B. 咽部充血

    C. 颈部、耳后淋巴结肿大

    D. 眼结合膜炎

    E. 恢复期指（趾）端膜状脱屑

11. 关于喉梗阻，叙述正确的是

    A. Ⅲ度以上喉梗阻需要加皮质激素治疗

    B. Ⅱ度喉梗阻表现为安静时如常人，活动后才出现呼吸困难

    C. Ⅰ度喉梗阻不会出现啰音

    D. Ⅲ度喉梗阻可出现口唇发绀

    E. Ⅳ度喉梗阻肺部可闻及明显中粗湿啰音

12. 室性心动过速伴严重血流动力学障碍时，终止发作的首选方法是

    A. 利多卡因

    B. 胺碘酮

    C. 同步电复律

    D. 人工起搏超速抑制

    E. 压迫颈动脉窦

13. 膜性肾病电镜下的特征性病变是

    A. 系膜区低密度电子致密物沉积

    B. 基底膜外侧驼峰样电子致密物沉积

    C. 上皮下电子致密物与基底膜样物质形成钉突样结构

    D. 基底膜内皮侧、致密层和系膜区电子致密物沉积

    E. 系膜区高密度电子致密物沉积

14. 可进行骨髓移植治疗的贫血是

    A. 缺铁性贫血

    B. 巨幼细胞贫血

    C. 再生障碍性贫血

    D. 自身免疫性溶血性贫血

    E. 慢性病贫血

15. 铁剂治疗缺铁性贫血 1 周，以下能反映机体对治疗有反应的指标是

    A. 血红蛋白量升高

    B. 血清铁增加

    C. 血清铁饱和度增加

    D. 网织红细胞升高

    E. 红细胞平均体积增加

16. 佝偻病性手足搐搦症的特点，不包括

    A. 全身性抽搐

    B. 婴儿期可呈惊厥发作

    C. 喉痉挛

    D. 手足痉挛

    E. 面神经征阳性

17. 先天性弓形虫病患儿出生即有症状者多表现为

    A. 白内障、视网膜病变、耳聋

    B. 脉络膜视网膜炎、脑积水、脑钙化灶

    C. 脉络膜视网膜炎、脑积水、皮肤疱疹

    D. 心脏畸形、眼部损害、脑炎

    E. 神经系统畸形、耳聋、眼部损害

18. 肾上腺脑白质营养不良的病理特点为

    A. 髓鞘蛋白编码基因缺陷

    B. β – 半乳糖苷酶的缺乏，使半乳糖脑苷脂沉积于脑内

    C. 中枢神经进行性脱髓鞘和（或）肾上腺皮质萎缩或发育不良

    D. 肾上腺皮质萎缩或发育不良

    E. 中枢神经进行性脱髓鞘

19. Lisch 结节即
    A. 视网膜错构瘤
    B. 听神经瘤
    C. 视神经胶质瘤
    D. 色素性虹膜错构瘤
    E. Wilms 瘤

20. 儿童体重 9.2kg，身长 75cm，头围 46cm，胸围 46cm 时，推测月龄是
    A. 3 个月　　　　　B. 6 个月
    C. 10 个月　　　　D. 12 个月
    E. 15 个月

21. 患儿，5 月，反复阵发性哭闹，发作时面色苍白，呕吐 3 次，为胃内容物。查体：腹部扪及腊肠样块物，肛指检查指套上有果酱样大便。最可能的诊断为
    A. 急性胃炎　　　　B. 急性肠炎
    C. 急性阑尾炎　　　D. 急性胰腺炎
    E. 肠套叠

22. 足月新生儿，生后第 2 天出现黄疸，至第 3 周仍有黄疸。小儿少哭，吃奶少，便秘。测血 T_4 50nmol/L，TSH 30μU/ml，诊断为先天性甲状腺功能减退症。关于该患儿的可能发病机制不可能的是
    A. 下丘脑及垂体先天缺陷
    B. 甲状腺缺如
    C. 甲状腺组织减少
    D. 甲状腺激素合成障碍
    E. 甲状腺对 TSH 刺激反应降低

23. 女孩，6 个月，2 个月前因发热、抽搐 3 天确诊为化脓性脑膜炎，经治疗症状及体征消失、CSF 正常，治疗 2 周后出院。查体：头围 46cm，前囟 3.5cm × 3.5cm 且隆起，前额突起，颅缝宽，两眼球向下凝视，心肺无异常。可能的诊断是

    A. 硬脑膜下积液　　B. 脑脓肿
    C. 脑室膜炎　　　　D. 脑肿瘤
    E. 脑积水

24. 10 天新生儿，轻度黄染 7 天，母乳喂奶精神好。测血总胆红素为 85.5mmol/L，直接胆红素 4mmol/L，间接胆红素 81.5mmol/L，ALT 正常。此患儿最适宜的处理为
    A. 输血浆
    B. 给予苯巴比妥口服
    C. 给予泼尼松片口服
    D. 蓝光照射
    E. 1 周后复诊再定处理方案

25. 1.5 岁女孩，身高 82cm，洗澡时发现乳房增大，无其他异常表现，否认特殊饮食及服药史，骨龄与实际年龄相当，腹腔 B 超检查正常。最可能的诊断是
    A. 乳房肿物
    B. 中枢性性早熟
    C. 单纯乳房早发育
    D. 正常女童
    E. 外源性雌激素影响

二、多选题：每道试题由 1 个题干和 5 个备选答案组成，题干在前，选项在后。选项 A、B、C、D、E 中至少有 2 个正确答案。

26. 提示先心病可能存在的情况有
    A. 3 岁以后听到器质性杂音
    B. 新生儿期听到杂音，6 个月后消失
    C. 婴幼儿期反复发生肺炎、心力衰竭者
    D. 活动后或哭吵后出现气急、发绀者
    E. 发育迟缓或有其他畸形者

27. 小儿生长发育的一般规律，以下正确的是
    A. 由下到上　　　　B. 由近到远

C. 由粗到细　　　D. 由低级到高级

E. 由简单到复杂

28. 常用于儿童神经心理发育诊断性评价的方法是

A. 丹佛发育筛查试验

B. 绘人试验

C. 贝莉婴儿发育量表

D. 图片词汇试验

E. 格里菲斯发育评估量表

29. 以下选项中符合轮状病毒性肠炎特点的是

A. 秋季多见

B. 感染中毒症状重

C. 大便呈蛋花汤样，有腥臭

D. 多见于 3 岁以上儿童

E. 常伴有发热

30. 有关小儿肠套叠的叙述中，以下选项正确的是

A. 多有果酱样大便

B. 常发生于 2 岁以内小儿

C. 小儿常表现为阵发性哭闹

D. 绝大多数与肠管本身病变有关

E. 腹部多可扪及腊肠型、光滑、压痛肿块

31. 特发性肺含铁血黄素沉着症的病因和临床特点包括哪些

A. 由原发性肺泡毛细血管出血引起

B. 含铁血黄素细胞在肺内存在持续 4～8 天

C. 主要发生在成年人中

D. 可能导致反复发作

E. 表现为咳嗽、呼吸困难等症状

32. 关于营养性巨幼细胞贫血，以下选项中正确的是

A. 红细胞数比血红蛋白减少更明显

B. 网织红细胞计数常减少

C. 中性粒细胞数常减少

D. 血小板数多正常

E. 中性粒细胞变大并有分叶过多现象

33. 小儿泌尿系统解剖特点，以下选项中正确的是

A. 年龄越小，肾脏相对越重

B. 女婴尿道短，外口暴露，易受细菌感染

C. 2 岁以下小儿肾脏表面呈分叶状

D. 婴幼儿输尿管长而弯曲，易受压扭曲致尿潴留

E. 婴儿期肾位置较高

34. 以下关于瑞氏综合征辅助检查特点，正确的是

A. 血氨升高

B. 血糖降低

C. 肝活检异常

D. 脑脊液常规异常

E. 脑电图弥漫性慢波

35. 风湿热时主要受累的器官是

A. 关节　　　　　B. 心脏

C. 肾脏　　　　　D. 皮肤

E. 神经系统

36. 儿童系统性红斑狼疮的免疫学异常包括

A. Coombs 试验阳性

B. 类风湿因子阳性

C. 抗 dsDNA 抗体阳性

D. 抗 Sm 抗体阳性

E. 抗核抗体阳性

37. 下列选项中属于川崎病诊断条件的是

A. 淋巴结肿大

B. 眼结膜充血、口唇干红、草莓样舌

C. 持续高热 2 天以上

D. 心电图出现广泛 ST－T 改变

E. 掌跖红斑、手足硬肿、指（趾）脱

皮及多形红斑

38. 先天性甲状腺功能低下症的临床表现包括
    A. 新生儿生理性黄疸时间缩短
    B. 智力及生长发育正常
    C. 具有特殊面容和皮纹特点
    D. 各种生理功能低下的表现
    E. 皮肤粗糙，有黏液性水肿

39. 关于结核菌素假阴性反应下列说法正确的是
    A. 患急性传染病
    B. 重症结核病
    C. 结核菌素失效
    D. 结核变态反应前期
    E. 机体免疫功能强

40. 下列哪些是小儿结核性胸膜炎的病原学检查方法
    A. 细菌学检查
    B. 核酸检查
    C. 酶联免疫吸附试验（ELISA）
    D. PPD试验
    E. 干扰素−γ释放试验

41. 关于流行性脑脊髓膜炎的临床表现，下列选项中正确的是
    A. 外周血白细胞增高，以中性粒细胞为主
    B. 脑膜炎的性质属于化脓性
    C. 皮肤瘀点和瘀斑少见
    D. 免疫反应期以关节炎为主要表现，膝、踝、肘部、腕部受累较为常见
    E. 脑膜刺激征均阳性

42. 以下选项中属于弓形虫病患儿抗弓形虫治疗的药物是
    A. 乙胺嘧啶   B. 磺胺嘧啶
    C. 噻嘧啶   D. 克林霉素
    E. 甲苯达唑

43. 急性颅内压增高症临床表现包括
    A. 呼吸不规律
    B. 低血压
    C. 前囟门紧张或隆起
    D. 昏迷
    E. 呕吐

44. 以下有关腹腔穿刺术穿刺点，正确的是
    A. 半卧位，穿刺点为脐与左髂前上棘连线的中外1/3处
    B. 坐位，穿刺点为脐与耻骨联合连线中点上方1cm
    C. 脐与耻骨联合连线中点下方1cm
    D. 侧卧，穿刺点为脐水平线与腋前线或腋中线交点处
    E. 超声定位

45. 水痘病毒存在于患者体内的
    A. 血液
    B. 疱疹液
    C. 水痘痂皮
    D. 病变的皮肤黏膜组织
    E. 鼻咽分泌物

46. 以下哪种疾病属于急性上呼吸道感染引起的并发症
    A. 中耳炎   B. 颈淋巴结炎
    C. 肺炎   D. 手足口病
    F. 急性肾炎

47. 以下不属于典型水痘皮疹的特征是
    A. 皮疹呈离心性分布
    B. 皮疹多为出血性
    C. 分批出现的斑疹、丘疹、瘢痕和结痂常同时存在
    D. 皮肤弥漫充血，上有密集针尖大小丘疹
    E. 斑丘疹，疹间有正常皮肤，压之褪色，疹退后有色素沉着

48. 小儿腹泻补钾的原则，以下叙述不正确的是
    A. 有尿后可补钾，治疗前6小时内有尿按有尿处理
    B. 每日给钾 3～4mmol/kg
    C. 静脉滴注浓度不能超过 0.5%
    D. 全日补钾量不能少于 8 小时给入
    E. 第 2 天能进食时即可停止补钾

三、共用题干单选题：以叙述一个以单一患者或家庭为中心的临床情景，提出 2～6 个相互独立的问题，问题可随病情的发展逐步增加部分新信息，每个问题只有 1 个正确答案，以考查临床综合能力。答题过程是不可逆的，即进入下一问后不能再返回修改所有前面的答案。

(49～51 题共用题干)

新生儿出生时有重度窒息，生后 24h 时，小儿烦躁、肢体抖动。体检：体温正常，前囟饱满，肌张力增高，瞳孔等大，心肺听诊正常。血白细胞 $11.0 \times 10^9/L$，中性粒细胞 0.65，血钙 2.4mmol/L，血糖 2.5mmol/L。

49. 最有助于诊断的检查是
    A. 头颅 B 超
    B. 脑电图
    C. 腰穿
    D. 血培养
    E. 血气分析

50. 以下治疗措施不妥的是
    A. 20% 甘露醇 0.5g/kg，q8h
    B. 腰椎穿刺放脑脊液
    C. 心率、呼吸监护
    D. 维持正常血压
    E. 控制入液量 60ml/kg

51. 患儿在治疗期间，突然四肢抽动，以下措施不妥的是
    A. 吸氧
    B. 静脉缓慢注射苯巴比妥 20mg/kg

C. 用亚胺培南加强抗感染
D. 增加脱水剂的应用
E. 吸痰，清除咽喉部的分泌物

(52～54 题共用题干)

患儿女，4 岁，因食用隔夜的小白菜后 1 小时出现头晕、呕吐。查体：口唇及甲床明显发绀，呼吸 30 次/分，轻度三凹征，双肺呼吸音清晰，心率 110 次/分，心前区未闻及明显杂音。

52. 该患儿最可能的临床诊断是
    A. 亚硝酸盐中毒
    B. 有机磷中毒
    C. 氰化物中毒
    D. 急性呼吸窘迫综合征
    E. TOF 缺氧发作

53. 该患儿发绀的原因是
    A. 休克致组织缺氧
    B. 呼吸衰竭致组织缺氧
    C. 心脏右向左分流致组织缺氧
    D. 血红蛋白被氧化为高铁血红蛋白而致组织缺氧
    E. 形成碳氧血红蛋白而致组织缺氧

54. 治疗应首选
    A. 机械通气
    B. 扩容、纠酸，改善组织灌注
    C. 1% 亚甲蓝 1～2mg/kg 加葡萄糖液缓慢静脉注射
    D. 1% 亚甲蓝 10mg/kg 加葡萄糖液缓慢静脉注射
    E. 吗啡 0.1～0.2mg/kg 皮下注射 3 次

(55～57 题共用题干)

患儿女，7 岁，主因"反复咳嗽、喘息 3 年，加重 3 天"就诊，夜间、晨起症状明显，无发热，支气管舒张剂效果明显，查体：双肺可闻及散在哮鸣音，既往体健。

55. 该患儿最可能的诊断是
    A. 支气管哮喘

B. 喘息性支气管炎

C. 支气管异物

D. 先天性支气管狭窄

E. 肺结核

56. 关于该例患儿需要完善的辅助检查，不正确的是

    A. 受试者测定基础第一秒用力肺活量（FEV_1），吸入 β_2 受体激动剂后15min，重复测定 FEV_1 即舒张试验

    B. FEV_1 改善率≥12%，即舒张试验阳性

    C. 抗哮喘治疗后肺通气功能改善，FEV_1 改善率≥12%，即为可逆性气流受限

    D. 支气管舒张试验是评价是否存在可逆性气流受限的重要方法

    E. 支气管舒张试验阴性可排除支气管哮喘

57. 该患儿主要的气道病理特点不包括

    A. 支气管痉挛

    B. 局灶或融合性炎症坏死

    C. 黏液栓形成

    D. 气道壁肿胀

    E. 气道重塑

（58～61题共用题干）

    患儿男，6岁，因"发热、咳嗽5天，右侧胸痛1天"就诊，体温波动在39.5℃，咳嗽呈阵发性，剧烈，干咳为主，日夜均咳，外院头孢曲松治疗3天，体温仍反复，咳嗽无好转。查体：神清，精神可，呼吸平，三凹征（－），右下肺呼吸音减低，未闻及干湿性啰音。血常规示白细胞计数 8×10^9/L，中性粒细胞百分比 0.70。

58. 该患儿病原体最可能是

    A. 呼吸道合胞病毒

    B. 肺炎链球菌

C. 肺炎支原体

D. 金黄色葡萄球菌

E. 结核分枝杆菌

59. 胸片证实右肺感染，并有右侧中等量胸腔积液，应立即进行检查是

    A. 胸部CT

    B. 动脉血气分析

    C. 结核菌 γ－干扰素

    D. 胸腔积液检查

    E. 痰细菌培养和病毒检测

60. 应首选的药物是

    A. 大环内酯类抗生素

    B. 第二代头孢菌素

    C. 第三代头孢菌素

    D. 碳青霉烯类抗生素

    E. 万古霉素

61. 所选抗菌药物的疗程为

    A. <7天　　　　B. 10～14天

    C. 2～3周　　　D. ≥4周

    E. ≥8周

（62～65题共用题干）

    患儿男，6岁，出生后6个月发现乙型肝炎表面抗原阳性。近3个月来反复出现食欲减退、尿黄。查体：一般情况可，巩膜轻度黄疸，肝肋下2cm，质软，脾肋下未及。肝功能检查示：丙氨酸氨基转移酶550IU/L，白蛋白42g/L，球蛋白35g/L，血清总胆红素96μmol/L，凝血酶原活动度75%，HBV DNA 3×10^9/ml。

62. 以下治疗措施中较为合适的是

    A. 恩替卡韦　　　B. α－干扰素

    C. 胸腺肽　　　　D. 替比夫定

    E. 阿德福韦酯

63. 药物治疗3个月，以下指标有可能转阴的是

    A. HbsAg　　　　B. HbeAg

C. HBV DNA　　　　D. 抗－HBc

E. 抗－HBs

64. 经治疗 6 个月，病人症状改善，丙氨酸氨基转移酶恢复正常，化验 HBV DNA （－），HBsAg （＋），HBeAg （＋）。下一步如何处理

　　A. 继续原药物治疗

　　B. 可以停止抗病毒治疗

　　C. 更改治疗方案

　　D. 加用护肝药物

　　E. 加用免疫增强剂如胸腺肽

65. 乙型病毒性肝炎 "功能性治愈的标准" 是

　　A. 肝功能恢复正常，HBV DNA 转阴

　　B. 肝功能恢复正常，HBV DNA 转阴，HBe 血清学转换

　　C. 肝功能恢复正常，HBV DNA 转阴，HBe 血清学转换 6 个月

　　D. 肝功能恢复正常，HBV DNA 转阴，HBe 血清学转换 12 个月

　　E. 肝功能恢复正常，HBV DNA 高敏方法检测持续阴性，HBe 血清学转换，HBs 血清学转换

四、案例分析题：每道案例分析题至少 3~12 问。每问的备选答案至少 6 个，最多 12 个，正确答案及错误答案的个数不定。考生每选对一个正确答案给 1 个得分点，选错一个扣 1 个得分点，直至扣至本问得分为 0，即不含得负分。案例分析题的答题过程是不可逆的，即进入下一问后不能再返回修改所有前面的答案。

（66~70 题共用题干）

患儿男，7 岁。5 岁以前经常感冒，多次患肺炎。平时活动受限。近半年出现持续性青紫。查体：心界稍大，于胸骨左缘第 3，4 肋间可闻及 Ⅱ 级全收缩期杂音，震

颤（±），肺动脉第二音明显亢进。

66. 目前的诊断是

　　A. 肺心病

　　B. 病毒性心肌炎

　　C. 先天性心脏病

　　D. 支气管肺炎

　　E. 心肌衰竭

　　F. 呼吸道异物

67. 先天性心脏病病因与下列哪些因素有关

　　A. 宫内缺氧

　　B. 宫内感染

　　C. 孕母缺乏叶酸

　　D. 孕母患有糖尿病

　　E. 孕母接触放射线

　　F. 与遗传有关

68. 该患儿需行手术治疗，术前应做哪些检查

　　A. 胸片　　　　　　B. 心电图

　　C. 心脏彩超　　　　D. 心肌酶

　　E. 心导管检查　　　F. 心血管造影

69. 该患儿出现心力衰竭，需使用洋地黄药物，其应用原则是

　　A. 首次给洋地黄化量的 1/2

　　B. 不能与钙剂同时使用

　　C. 洋地黄使用剂量应个体化

　　D. 肝肾功能障碍时慎用

　　E. 洋地黄化后 10 小时给予维持量

　　F. 心衰越严重，越易发生洋地黄中毒

70. 有关该病的叙述正确的是

　　A. 病情加重后可出现差异性发绀

　　B. 如继发漏斗部肥厚则肺动脉第二音降低

　　C. 本病可发生艾森曼格综合征

　　D. 该病是最常见的先天性心脏病，约占我国先心病的 30%

　　E. 该病可出现周围血管体征，如水冲

脉、指甲床毛细血管搏动等

    F. 该病可引起声音嘶哑

(71~73 题共用题干)

    患儿男，10 岁，主因"咳嗽、喘息 10 天，加重 1 天"就诊。咳喘夜间及运动后明显，无发热，曾用抗生素口服无效，1 天前症状加重，连续雾化治疗明显缓解，就诊当日，病情反复，走路时气短，说话成句，伴随鼻塞、流涕、打喷嚏。查体：神志清楚，略烦躁，三凹征（－），双肺呼吸音粗，双肺可闻及少许哮鸣音。既往有喘息病史，有湿疹、过敏性鼻炎病史，否认结核病接触史，否认异物吸入病史。

71. 为明确诊断，首先需要做的辅助检查，包括

    A. 肺功能

    B. 血常规

    C. 血气分析

    D. 呼出气一氧化氮检查

    E. 结核菌素试验

    F. 肺部 CT

    G. 免疫功能检查

    H. 呼吸道病原学检查

    I. 过敏原检查

    J. 心脏超声检查

72. 该患儿的检查结果，第一秒用力肺活量（FEV_1），预计值 70%，改善率 20%，粉尘螨（＋），外周血嗜酸粒细胞比例 9%。该患儿可能的诊断为

    A. 支气管哮喘（急性发作期）

    B. 支气管哮喘（慢性持续期）

    C. 支气管哮喘（临床缓解期）

    D. 支气管哮喘急性发作（轻度）

    E. 支气管哮喘急性发作（中度）

    F. 支气管哮喘急性发作（重度）

    G. 支气管哮喘急性发作（危重度）

    H. 过敏性鼻炎

    I. 咳嗽变异性哮喘

    J. 变态反应性肺曲霉菌病

73. 关于该患儿进一步的治疗方案，正确的是

    A. 环境控制，避免接触过敏原

    B. 吸入性糖皮质激素是首选长期控制药物

    C. 吸入性 β_2 受体激动剂是首选长期控制药物

    D. 吸入性糖皮质激素是首选急性发作的缓解药物

    E. 吸入性速效 β_2 受体激动剂是首选急性发作的缓解药物

    F. 长期口服糖皮质激素有助于炎症控制

    G. 抗生素预防治疗感染

    H. 治疗过敏性鼻炎

    I. 急性期避免剧烈体育活动

    J. 哮喘防治教育

(74~78 题共用题干)

    患儿男，3 岁。发热伴咳嗽 4 天，皮疹 1 天来院就诊。查体：体温 39℃，气急，鼻翼扇动，唇周青紫，眼结膜充血，口腔黏膜粗糙，心率 160 次/分，心音低钝，双侧背部闻及细湿啰音，腹软，肝肋下 3.5cm，剑下 4cm，头面部和躯干可见红色斑丘疹。居住地区有类似出疹小儿。

74. 该患儿诊断为

    A. 药物疹

    B. 肺炎

    C. 心力衰竭

    D. 风疹并发心肌炎

    E. 麻疹

    F. 流感

    G. 过敏性休克

75. 针对现有病情，以下处理措施对患儿最好的是

A. 胸部摄片

B. 心电图检查

C. 痰标本细菌培养

D. 血常规检查

E. 立即收治入院抢救

F. 给予抗生素治疗

G. 采集皮肤分泌物进行细菌培养

76. 此时该患儿最佳治疗措施是

A. 肌内注射退热剂

B. 口服中药，发表透疹

C. 氧气吸入

D. 应用抗生素和洋地黄类强心剂

E. 超声雾化、吸痰

F. 静脉输液补充营养，维持水电解质平衡

G. 皮肤用药止痒

77. 若该患儿出疹时高热，伴抽搐。以下表现应怀疑该患儿并发脑炎的是

A. 头痛、呕吐

B. 嗜睡、意识蒙眬或昏迷

C. 瞳孔等大但对光反应迟钝

D. 呼吸节律不规则

E. 吸气性呼吸困难

F. 肌肉无力、四肢抽搐

G. 只有轻微乏力、食欲下降

78. 家中尚有1个孪生哥哥，平素体质较弱，消瘦，易感冒、咳嗽。为了防止哥哥患麻疹，应采取的最佳预防措施是

A. 立即隔离，检疫7天

B. 每天服用利巴韦林

C. 注射转移因子

D. 立即注射丙种球蛋白

E. 同时注射麻疹疫苗和丙种球蛋白

F. 对患儿及其家庭成员进行强制隔离

G. 给患儿进行抗生素治疗

(79~81题共用题干)

患儿男，6个月，因为发现口周逐渐发绀就诊，查体发现心脏杂音。

79. 该患儿可能的诊断应是

A. 房间隔缺损

B. 室间隔缺损

C. 动脉导管未闭

D. 法洛四联症

E. 完全性大动脉转位

F. 肺动脉瓣狭窄

80. 为明确诊断，需要进行的常规检查是

A. 24h心电监测　　B. 胸部CT

C. 超声心动图　　D. 心电图

E. 心导管检查　　F. 运动试验

81. 患儿心电图结果显示右心室肥大，可能的疾病是

A. 房间隔缺损

B. 室间隔缺损

C. 动脉导管未闭

D. 法洛四联症

E. 完全性大动脉转位

F. 肺动脉瓣狭窄

(82~84题共用题干)

患儿女，8岁，因"发热咽痛3天，乏力呕吐1天"入院。患儿3天前出现发热，最高39℃，伴咽痛，昨起自觉乏力，胸闷，时有腹痛，呕吐3次，为非喷射性呕吐，呕吐物为胃内容物，无血液、胆汁，无腹泻，无头痛，无抽搐，胃纳减，尿量较少。既往体健，生长发育正常，平素运动量同其他同龄人。查体：体温38℃，脉搏130次/分，呼吸30次/分，血压90/62mmHg，神清，精神萎靡，营养状况可，面色苍白，反应尚可，对答切题，咽充血，双侧扁桃体Ⅰ度肿大，无渗出，双肺呼吸音粗，未及干湿啰音，心尖搏动位于胸骨左缘第5肋间锁骨中线外0.5cm，心率

130 次/分，心律不齐，可及期前收缩 8~9 次/分，心音较钝，心尖区可及（1~2）/6 级柔和收缩期杂音，腹软，无固定压痛，无肌紧张，肝肋下 1cm，质中边锐，四肢端暖，四肢肌力肌张力正常，神经系统体格检查（－）。辅助检查：血常规白细胞 8.5×10^9/L，中性粒细胞百分比 0.46，C 反应蛋白 < 8mg/L，心肌酶谱 CK－MB 110IU/L（正常值 < 25 IU/L），肌钙蛋白 2.67μg/L（正常值 < 0.01μg/L），柯萨奇病毒 IgM（＋）。心电图示窦性心律，ST－T 改变（Ⅱ、aVF、V_5 导联），室性期前收缩（部分成对）。心脏超声示心脏及大血管结构未见异常，左心室轻度增大，左心室射血分数 58%，轻度二尖瓣反流。胸片示支气管炎，心影轻度增大。

82. 首先考虑的诊断是
    A. 病毒性脑炎
    B. 病毒性心肌炎
    C. 急性胰腺炎
    D. 风湿性心脏病
    E. 先天性心脏病
    F. 扩张型心肌病

83. 进一步的处理措施包括
    A. 卧床休息，吸氧，心电血压监护
    B. 补液扩容
    C. 多巴酚丁胺，和，或多巴胺
    D. 足量毛花苷 C 快速饱和
    E. 利尿（呋塞米、螺内酯）
    F. 磷酸肌酸钠等营养心肌
    G. 大剂量维生素 C 清除氧自由基

84. 患儿入院后发生室速，心功能不全加重，可选择的治疗为
    A. 静脉注射维拉帕米
    B. 静脉注射普罗帕酮
    C. 弹丸式注射腺苷或 ATP
    D. 静脉注射毛花苷 C

    E. 静脉注射胺碘酮
    F. 刺激迷走神经
    G. 直流电复律

(85~87 题共用题干)

患儿女，9 岁，因发热伴乏力 8 天入院。查体：贫血貌，全身皮肤可见瘀斑，胸骨柄压痛明显，两肺呼吸音粗，肝肋下 4cm，剑突下 2cm，脾肋下 3cm。入院后查血常规：白细胞计数 262×10^9/L，血红蛋白 80g/L，血小板计数 35×10^9/L，骨髓细胞免疫分析诊断为 T 淋巴细胞白血病。患者在完善相关检查后开始化疗，治疗 48h 后患者出现恶心呕吐。查血生化：钾 6.0mmol/L，尿酸 617μmol/L。凝血功能活化部分凝血活酶时间 51s，D－二聚体 8.2μg/L，纤维蛋白原 0.98g/L。

85. 患者最可能出现的并发症是
    A. 败血症
    B. 肿瘤溶解综合征
    C. 分化综合征
    D. DIC
    E. 骨髓抑制
    F. 颅压升高
    G. 中枢神经系统白血病

86. 该患儿可能出现的电解质紊乱有
    A. 高尿酸血症　　B. 高钾血症
    C. 高磷血症　　D. 低钙血症
    E. 高钙血症　　F. 低磷血症
    G. 低钠血症

87. 以下治疗方法中不宜采取的是
    A. 应用尿酸氧化酶
    B. 尿酸氧化酶与别嘌醇联用
    C. 静脉补钾
    D. 充分水化
    E. 积极输注红细胞纠正贫血
    F. 输注新鲜冰冻血浆
    G. 预防使用抗生素

（88~92 题共用题干）

患儿女，3 岁半。生后 5 个月可见表情呆滞、易激惹，不能抬头，反复惊厥发作。2 岁开始出现呕吐，喂养困难。现小儿智力明显落后，毛发棕黄，皮肤白嫩，尿为霉臭味，尿三氯化铁试验出现绿色。

88. 诊断需和以下哪种疾病进行鉴别
    A. 组氨酸血症　　　B. 高精氨酸血症
    C. 半乳糖血症　　　D. 苯丙酮尿症
    E. 21－三体综合征　F. 呆小病

89. 为明确诊断，还可做哪些辅助检查
    A. 血浆氨基酸分析
    B. 尿液有机酸分析
    C. 染色体核型分析
    D. DNA 分析
    E. 尿蝶呤分析
    F. 尿蛋白测定

90. 患儿发病的机制可能是
    A. 二氢生物蝶呤还原酶先天缺陷
    B. 血酪氨酸浓度下降
    C. 组氨酸羟化酶被抑制
    D. 体内有过多的苯丙酮酸
    E. 酪氨酸羟化酶被抑制
    F. 肝细胞内苯丙氨酸羟化酶缺乏

91. 该患儿诊断一旦明确，应尽早给予积极治疗，主要治疗措施是
    A. 主要是饮食疗法，开始治疗的年龄愈小，效果愈好
    B. 低苯丙氨酸饮食
    C. 饮食控制至少需持续到青春期以后
    D. 维持血中苯丙氨酸浓度在 2~10mg/dl 为宜。
    E. 苯丙氨酸需要量，4 岁以上约 10~30mg/（kg·d）
    F. L－DOPA 主要用于 BH4 缺乏型 PKU

92. 对于该病的预防，下列哪种说法是正确的

A. 开展新生儿筛查，早发现，早治疗
B. 避免近亲结婚
C. 对有本病家族史的孕妇应行人工流产术
D. 对有本病家族史的孕妇必须采用 DNA 分析的方法对其胎儿进行产前诊断
E. 对有本病家族史的孕妇必须采用检测羊水中蝶呤的方法对其胎儿进行产前诊断
F. 目前对于该病的预防措施都无临床价值

（93~97 题共用题干）

患儿女，10 岁，夜间睡眠时突然发生右侧口角和面部抽搐，双目凝视，意识丧失，呼之不应，抽搐持续 10 分钟。脑电图示：颞中部、中央区棘－慢波放电灶。

93. 该患儿处于癫痫持续状态，如何处理
    A. 吸氧
    B. 病因治疗
    C. 首选地西泮静脉推注
    D. 水合氯醛灌肠
    E. 地西泮肌内注射
    F. 苯巴比妥肌内注射
    G. 甘露醇静脉推注

94. 下列哪些属于抗癫痫药物
    A. 卡马西平　　　B. 丙戊酸钠
    C. 扑痫酮　　　　D. 青霉素
    E. 苯巴比妥　　　F. 苯妥英钠
    G. 呋塞米　　　　H. 甘露醇

95. 关于小儿癫痫中小运动型发作的主要特点是
    A. 吸吮口唇和吞咽动作
    B. 临床有不典型失神、肌阵挛性和强直性发作
    C. 儿童多动综合征
    D. 脑电图呈慢的棘－慢波发放

E. 明显的意识障碍

F. 大多患儿为中至重度智力落后

G. 具有幻觉、幻影、恐惧等精神症状

H. 小儿智力正常

96. 小儿癫痫用药的原则是

　　A. 开始治疗剂量要大

　　B. 以单种药物治疗为主

　　C. 坚持长期服药至控制发作 2 年后

　　D. 注意监测癫痫药物的浓度

　　E. 按发作类型选择用药

　　F. 注意用药时的个体差异

　　G. 多需要联合用药

　　H. 完全控制发作后立即停药

97. 如疑诊颅内占位，哪项检查必须慎重

　　A. 腰穿检查　　　　B. MRI

　　C. B 超　　　　　　D. CT

　　E. X 线　　　　　　F. 脑电图检查

　　G. 心电图

（98～100 题共用题干）

　　患儿男婴，生后 10 天，发现皮肤黄染伴发热 6 小时入院。查体：体温 38.8℃，精神差，皮肤黄染，心肺未见异常，脐轮红，有脓性分泌物。血白细胞 34.7×10^9/L，中性粒细胞 75%，血红蛋白 132g/L，血清总胆红素 443.94μmol/L，直接胆红素 30.9μmol/L。

98. 考虑该患儿的可能的疾病是

A. 新生儿败血症

B. 新生儿休克

C. 新生儿硬肿症

D. 苯丙酮尿症

E. 病理性黄疸

F. 生理性黄疸

G. 新生儿肺炎

99. 该患儿可能出现的临床表现是

　　A. 出现黄疸或黄疸加重

　　B. 腹胀、肝脾大

　　C. 精神差，食欲缺乏

　　D. 发热、体温不升

　　E. 明显贫血

　　F. 生后哭闹不安

　　G. 常有腹泻

　　H. 有感染表现

100. 此病最可能的诊断是

　　A. 新生儿窒息、脐炎、病理性黄疸

　　B. 新生儿肝炎、脐炎

　　C. 新生儿脐炎、败血症、高胆红素血症

　　D. 新生儿颅内出血、败血症、病理性黄疸

　　E. 新生儿肝炎、溶血病、脐炎

　　F. 新生儿感染、败血症

　　G. 新生儿败血症、脐炎

全真模拟试卷（四）

一、单选题：每道试题由 **1** 个题干和 **5** 个
备选答案组成，题干在前，选项在后。
选项 **A、B、C、D、E** 中只有 **1** 个为
正确答案，其余均为干扰选项。

1. 在骨缝的闭合方面，以下哪个描述是正确的
   A. 所有骨缝在出生后随着时间的推移逐渐闭合
   B. 额缝在 20 岁左右骨性闭合，其余骨缝在 2 岁内全部闭合
   C. 前囟和后囟均在 1～1.5 岁时关闭
   D. 骨缝的闭合与年龄无关，而取决于遗传因素
   E. 骨缝不会主动闭合，需要外科手术干预

2. 脊柱出现腰曲的年龄为
   A. 12 个月   B. 4 个月
   C. 6 个月   D. 5 个月
   E. 7 个月

3. 新生儿对于以下哪种宏量营养素的消化和吸收能力较弱
   A. 蛋白质   B. 脂肪
   C. 碳水化合物   D. 维生素
   E. 矿物质

4. 关于维生素缺乏症的叙述，不正确的是
   A. 维生素 A 缺乏——夜盲症
   B. 维生素 D 缺乏——软骨病
   C. 维生素 B_1 缺乏——脚气病
   D. 维生素 B_6 缺乏——口角炎
   E. 维生素 K 缺乏——出血病

5. 新生儿窒息首选的复苏措施为
   A. 肌内注射洛贝林
   B. 吸氧
   C. 清除呼吸道黏液
   D. 复苏器加压给氧
   E. 静脉注射肾上腺素

6. 新生儿肺出血和以下因素关系最密切的是
   A. 低氧血症、酸中毒
   B. 足月儿
   C. 贫血
   D. 先天性心脏病
   E. 配方奶喂养

7. 关于新生儿轻度高血糖的治疗，下列说法正确的是
   A. 尽快降低血糖至正常范围
   B. 使用胰岛素治疗
   C. 减慢葡萄糖输注速度，必要时用生理盐水
   D. 可使用利尿剂
   E. 氢化可的松静脉滴注

8. 中枢性尿崩症的主要特点不包括
   A. 多饮、多尿和烦渴
   B. 常有多汗
   C. 重型中枢性尿崩症患儿每日饮水量可达 300～400ml/kg
   D. 部分患儿可证实系颅内肿瘤所致
   E. 若同时伴有渴觉中枢受损则不产生烦渴

9. 苯丙酮尿症患儿最初出现症状的时间通常在
   A. 生后 1～3 个月
   B. 生后 3～6 个月
   C. 生后 6～9 个月

D. 生后 9~12 个月

E. 生后 1~3 岁

10. 苯丙酮尿症的主要临床表现是

    A. 智能低下 + 惊厥

    B. 智能低下 + 多发畸形

    C. 毛发、皮肤和虹膜色浅

    D. 智能低下 + 毛发、皮肤和虹膜色浅 + 尿臭味

    E. 惊厥 + 多发畸形

11. Hp 感染致慢性胃炎的机制不正确的是

    A. Hp 分泌毒素引起炎症

    B. Hp 的尿素酶起破坏黏膜的作用

    C. Hp 分泌多种毒素渗入黏膜致中性粒细胞浸润

    D. 致黏膜屏障破坏，氢离子逆向弥散，引起散在的胃黏膜糜烂

    E. 分泌空泡毒素 A

12. 有关毛细支气管炎临床特征，叙述不正确的是

    A. 喘憋重，临床感染中毒症状不重

    B. 呼吸道合胞病毒感染最常见

    C. 肺部可闻及弥漫的哮鸣音

    D. 多见高热

    E. 严重时可以发生呼吸衰竭

13. 梗阻性肥厚型心肌病的治疗原则，以下不正确的是

    A. 防止心动过速

    B. 减轻左心室流出道狭窄

    C. 抗心律失常

    D. 增强心肌收缩力

    F. 弛缓肥厚的心肌

14. 选择性蛋白尿的特点是以

    A. 白蛋白为主

    B. IgG 为主

    C. 本－周蛋白为主

    D. IgA 为主

E. 溶菌酶为主

15. 可引起红细胞渗透脆性增高的溶血性贫血是

    A. α 海洋性贫血

    B. β 海洋性贫血

    C. 镰状细胞贫血

    D. 阵发性睡眠性血红蛋白尿

    E. 遗传性球形红细胞增多症

16. 缺铁性贫血红细胞生成缺铁期机体血生化改变正确的是

    A. 红细胞数减低

    B. 血红蛋白量下降

    C. 血清铁蛋白正常

    D. 血清铁减低

    E. 红细胞游离原卟啉值升高

17. 采用刺激迷走神经的方法可以纠正的心律失常是

    A. 阵发性室性心动过速

    B. 窦性心动过缓

    C. 窦性心律不齐

    D. 阵发性室上性心动过速

    E. 室性期前收缩

18. 以下不是低渗性脱水特点的是

    A. 失钠大于失水

    B. 主要为细胞内液减少

    C. 皮肤弹性差

    D. 易出现休克

    E. 多见于营养不良、长期腹泻者

19. 有关小儿急性偏瘫的叙述，以下正确的是

    A. 预后较成人更差

    B. 自身免疫性脑血管炎、中枢神经系统感染为常见病因

    C. 颅脑 CT 可见缺血区呈高密度灶，出血区呈低密度影

    D. 颅脑 CT 可在梗死后 6~12 小时发

现缺血改变，适于早期诊断

E. 磁共振血管成像可充分显示小血管或血管炎性病变

20. 3 岁小儿身高 90cm，体重 14kg，牙 20 个，可考虑
    A. 体重、身高略低   B. 营养不良
    C. 肥胖   D. 正常
    E. 身材高大

21. 新生儿胎龄 39 周，出生时 Apgar 评分 3 分，出生后出现呼吸困难，胸部 X 线检查表现为肺气肿。最可能的诊断为
    A. 湿肺
    B. 感染性肺炎
    C. 胎粪吸入综合征
    D. 新生儿肺透明膜病
    E. 持续性肺动脉高压

22. 足月儿生后 1~2 天内出现呼吸急促，一般情况好，肺呼吸音减低，X 线示两肺广泛斑点阴影，有叶间积液，2~3 天消失。可能的诊断为
    A. 新生儿窒息
    B. 新生儿肺透明膜病
    C. 新生儿肺出血
    D. 湿肺
    E. 吸入性肺炎

23. 男婴，3 周，因发热 3 天，呕吐、精神差 1 天入院。查体：皮肤色素深，脱水明显，阴茎稍大。测血清电解质：钠 126mmol/L，钾 5.8mmol/L，氯 91 mmol/L，明确诊断为最常见类型的先天性肾上腺皮质增生症。此病是哪个酶缺陷
    A. 3β－羟类固醇脱氢酶
    B. 11β－羟化酶
    C. 17－羟化酶
    D. 18－羟化酶

E. 21－羟化酶

24. 患儿，5 岁，发热、咳嗽 3 天，声音嘶哑 2 天就诊。查体：体温 37.5℃，烦躁不安，吸气性呼吸困难，口周发青，口唇、指、趾发绀，双肺呼吸音减低，无啰音及喘鸣音，心率 140 次/分，心音低钝，肝肋下 2cm。此患儿应诊断为
    A. Ⅰ度喉梗阻   B. Ⅱ度喉梗阻
    C. Ⅲ度喉梗阻   D. Ⅳ度喉梗阻
    E. 重度支气管哮喘

25. 患儿男，6 个月，患法洛四联症，因 2 天反复于哭闹时突然四肢抽搐，发绀加重，神志不清，呼吸急促，持续时间约 2~3 分钟，主要原因是
    A. 肺动脉梗阻   B. 脑栓塞
    C. 心力衰竭   D. 脑炎
    E. 心包炎

二、多选题：每道试题由 1 个题干和 5 个备选答案组成，题干在前，选项在后。选项 A、B、C、D、E 中至少有 2 个正确答案。

26. 下列哪些说法是正确的
    A. 乳牙总共有 20 颗
    B. 恒牙总共有 28~32 颗
    C. 第三恒磨牙会终生不出
    D. 第一颗恒磨牙在第二乳磨牙之后萌出，称为 6 龄齿
    E. 恒牙第三磨牙在 18 岁前就已经出现

27. 新生儿败血症可能发生的常见并发症为
    A. 化脓性脑膜炎   B. 胸膜炎
    C. 骨髓炎   D. 肺炎
    E. 肾炎

28. 心肺复苏中，补充碳酸氢钠的目的包括

A. 纠正酸中毒环境

B. 改善心肌功能

C. 改善中枢神经功能

D. 提高肾上腺素能受体功能

E. 防止细胞内出现酸中毒

29. 急性细菌性痢疾中毒型易发生以下哪些现象

  A. 脑水肿

  B. 中毒性休克

  C. 脑疝

  D. 呼吸衰竭

  E. 弥散性血管内凝血（DIC）

30. 有关铁代谢，下列描述哪几项是正确的

  A. 主要以二价铁的形式在十二指肠和空肠上段被吸收

  B. 母乳和牛乳含铁均低

  C. 维生素 C 可增加铁的吸收

  D. 铁蛋白和含铁血黄素是铁在体内储存的主要形式

  E. 血浆中与转铁蛋白结合的铁称为血清铁

31. 肾病综合征小儿常见并发症有

  A. 原发性腹膜炎   B. 低钠血症

  C. 低钙血症   D. 肾静脉血栓

  E. 急性肾损伤

32. 新生儿呼吸窘迫综合征的主要治疗方法有哪些

  A. 积极清理呼吸道

  B. 连续气道正压通气（CPAP）

  C. 机械通气

  D. 纠正酸中毒

  E. 肺表面活性物质

33. 引起小儿腹泻的非感染因素有

  A. 喂养不当   B. 过敏性腹泻

  C. 症状性腹泻   D. 双糖酶缺乏

E. 气候变化

34. 以下选项中属于婴儿下呼吸道解剖生理特点的是

  A. 黏液腺分泌不足

  B. 纤毛运动差

  C. 黏膜血管少

  D. 缺乏弹性组织

  E. 淋巴组织发达

35. 特发性肺含铁血黄素沉着症的病理改变包括

  A. 急性期表现为肺泡和细支气管腔内出血，毛细血管增生

  B. 慢性期表现为肺泡间质大量含铁血黄素沉着，肺高压可导致心脏病变

  C. 后遗症期表现为肺间质纤维化，胶原纤维沉积

  D. 慢性期电子显微镜下可见弥漫性毛细血管损害、内皮细胞肿胀、Ⅱ型肺泡上皮局部增生、基底膜失去正常结构呈灶性断裂

  E. 急性期表现为肺泡壁及小叶间隔增厚

36. 贫血引起机体的代偿性反应包括

  A. 脉搏加快   B. 呼吸加速

  C. 心动过速   D. 毛细血管搏动

  E. 动脉压降低

37. 关于新生儿肾脏的生理特点，以下选项正确的是

  A. 肾小球滤过率明显较成年人低

  B. 肾葡萄糖阈值低，易出现糖尿

  C. 排钠能力差

  D. 尿液浓缩功能接近成年人

  E. 尿液稀释功能接近成年人

38. 单纯型高热惊厥的特点包括

  A. 有明显的遗传倾向

  B. 惊厥多为部分性发作

C. 惊厥持续多在 10 分钟之内

D. 有年龄特点

E. 发作后神经系统检查无异常

39. 以下哪项不属于小儿重症肌无力的临床特点是

    A. 眼外肌最常受累，表现为晨轻暮重

    B. 病侧瞳孔扩大，对光反射消失

    C. 常有肌肉萎缩

    D. 抗胆碱酯酶药物无效

    E. 血钾偏低

40. 对于儿童睡眠障碍理解正确的是

    A. 年龄愈大的儿童愈容易出现睡眠障碍

    B. 年龄愈小的儿童愈容易出现睡眠障碍

    C. 父母的教养行为影响小儿

    D. 感冒是儿童睡眠障碍发生的影响因素

    E. 不良的睡眠习惯

41. 下列哪项是风湿活动的指标

    A. C 反应蛋白阳性

    B. 红细胞沉降率减慢

    C. 血 ASO 增高

    D. 白细胞总数和中性粒细胞增高

    E. 球蛋白和黏蛋白降低

42. 下列关于系统性红斑狼疮（SLE）疾病活动的叙述，不正确的是

    A. C3 和 C4 升高

    B. 红细胞沉降率降低

    C. 狼疮性肾炎经治疗而持续有尿改变

    D. 新出现的皮疹

    E. 血小板恢复正常

43. 渗出性多形性红斑的临床表现，正确的是

    A. 红斑较大，疱疹多

    B. 黏膜病变尤以口唇炎及结膜炎更常

见且严重

C. 不伴有高热、寒战

D. 不发生中毒性休克

E. 严重间质病变导致肺纤维化、呼吸衰竭

44. 中枢性性早熟的治疗措施，正确的是

    A. CnRH 的作用机制是减少促性腺激素分泌

    B. 环丙孕酮可阻断性激素受体

    C. 针对不同病因给予治疗

    D. 酮康唑可用于终身治疗

    E. 达那唑治疗性早熟可改善成年终身高

45. 下列哪些情况可按预防性抗结核感染治疗

    A. 结核菌素试验反应新近由阴性转为阳性的自然感染者

    B. 结核菌素试验阴性，新患麻疹或百日咳的小儿

    C. 结核菌素试验呈强阳性反应的婴幼儿和少年

    D. 结核菌素试验阳性并有早期结核中毒症状者

    E. 结核菌素试验阳性而同时因其他疾病需用糖皮质激素或其他免疫抑制剂者

46. 小儿结核性脑膜炎晚期的临床特点有

    A. 意识障碍逐渐加重

    B. 反复惊厥发作

    C. 去脑强直或角弓反张

    D. 电解质代谢紊乱

    E. 脑膜刺激征

47. 小儿伤寒的特点有

    A. 起病急，消化道症状较明显

    B. 脾大较明显

    C. 可并发肠出血、肠穿孔

    D. 并发支气管炎或肺炎较少

E. 血常规白细胞总数不减少，甚至增加

48. 以下哪种免疫缺陷病可以静脉注射丙种球蛋白
    A. X－连锁无丙种球蛋白血症
    B. X－连锁高 IgM 血症
    C. X－连锁严重联合免疫缺陷病
    D. 选择性 IgA 缺陷病
    E. 慢性肉芽肿病

三、共用题干单选题：以叙述一个以单一患者或家庭为中心的临床情景，提出 2～6 个相互独立的问题，问题可随病情的发展逐步增加部分新信息，每个问题只有 1 个正确答案，以考查临床综合能力。答题过程是不可逆的，即进入下一问后不能再返回修改所有前面的答案。

（49～51 题共用题干）

患儿，10 天，因"少哭、少吃、少动 7 天，伴皮肤硬肿 3 天"入院。查体：T 33℃，R 20 次/分，P 60 次/分，全身发绀，四肢凉，球囊加压给氧及胸外心脏按压时，口鼻腔流出血性泡沫液体。

49. 该患儿最可能的诊断为
    A. 应激性溃疡　　B. DIC
    C. 肺出血　　　　D. 败血症
    E. 新生儿硬肿症

50. 给予该患儿呼吸支持首选
    A. 立即机械通气，不给予 PEEP
    B. 立即 IPPV 机械通气，给予适当的 PEEP
    C. 立即用高频通气
    D. 立即用 CPAP
    E. 球囊加压给氧

51. 应首先采取的处理措施为
    A. 保暖、复温
    B. 纠正酸中毒

C. 补充凝血因子
D. 保持正常心功能
E. 清理呼吸道，气管插管，机械通气

（52～55 题共用题干）

某早产儿胎龄为 30 周，因生后"进行性呼吸困难 25 分钟"入院。考虑存在新生儿呼吸窘迫综合征，给予呼吸机辅助呼吸。

52. 患儿于呼吸机辅助呼吸的第 2 天突然出现面色发绀，SpO_2 下降至 47%。查体：全身发绀，双侧胸廓对称，未见隆起，双肺出现湿啰音。导致患儿 SpO_2 下降的根本原因为
    A. 肺出血　　　　B. 心力衰竭
    C. 颅内出血　　　D. 气胸
    E. 并发持续性肺动脉高压

53. 患儿于呼吸机辅助呼吸 7 天后撤机，并开始给予配方奶粉喂养 4 天，患儿出现不吃、不哭、不动。查体：反应差，肺部听诊可闻及中、细湿啰音，腹部稍膨隆，肠鸣音 0～1 次/分，大便隐血（＋＋＋）。目前最需要做的检查是
    A. 血培养　　　　B. 腹平片检查
    C. 痰培养　　　　D. 头颅 B 超
    E. 胸片检查

54. 患儿经过 43 天治疗后，吃奶稍差，体重 2100g，NBNA 评分为 38 分，无呼吸暂停，休温正常，仅需要低流量吸氧即可维持正常生命体征。目前存在的最主要问题是
    A. 慢性肺疾病
    B. 缺氧缺血性脑病
    C. 体重低
    D. 脑室周围白质软化
    E. 脑性瘫痪

55. 针对该问题的治疗方案为
    A. 不需特殊治疗

B. 间断停氧，必要时采用药物治疗

C. 加强脑功能训练

D. 加强营养支持，促进体重增长

E. 高压氧治疗

（56~58题共用题干）

患儿，3岁，急性起病，发热3天，高热、咽痛、眼部刺痛。查体：双侧球结膜充血，咽部充血，可见白色点状分泌物，心肺听诊无异常发现。血常规示：白细胞计数 $6 \times 10^9/L$，淋巴细胞百分比 0.70，中性粒细胞百分比 0.30，血小板计数 $250 \times 10^9/L$，红细胞计数 $4.58 \times 10^{12}/L$，血红蛋白 116g/L，C反应蛋白 < 8mg/L，未见异型淋巴细胞。

56. 该患儿最可能的诊断是

    A. 咽结膜热

    B. 结膜炎

    C. 化脓性扁桃体炎

    D. 疱疹性咽峡炎

    E. 咽后壁脓肿

57. 该患儿病原体最可能是

    A. 支原体

    B. 柯萨奇A组病毒

    C. 腺病毒

    D. 沙眼衣原体

    E. 肺炎链球菌

58. 最主要治疗措施是

    A. 对症支持

    B. 尽早使用抗生素

    C. 尽早使用奥司他韦抗病毒

    D. 输注丙种球蛋白支持

    E. 静脉输注糖皮质激素

（59~62题共用题干）

患儿4岁，因"发热4天，嗜睡1天伴抽搐3次"入院。查体：体温38.9℃，嗜睡，颈抵抗可疑，双肺呼吸音粗，未闻及啰音，心脏体格检查正常，肝肋下2cm，脾肋下未触及。血常规示白细胞计数 $7.2 \times 10^9/L$，中性粒细胞百分比 0.70，血红蛋白110g/L，血小板计数305 $\times 10^9/L$，C反应蛋白 10mg/L。脑脊液常规示白细胞计数 $65 \times 10^6/L$，中性粒细胞百分比 0.3，淋巴细胞百分比 0.7；生化检查示糖 2.8mmol/L，蛋白 542mg/L，氯化物 118mmol/L。头颅CT双侧颞叶可见低密度区，以右侧为著，伴少许出血。否认外伤史。

59. 该患儿最可能的诊断是

    A. 化脓性脑膜炎

    B. 单纯疱疹病毒脑炎

    C. 中毒性菌痢

    D. 结核性脑膜炎

    E. 隐球菌脑膜炎

60. 确诊该病最特异的实验室检查是

    A. 头颅MRI

    B. 血病毒抗体

    C. 血培养

    D. 脑脊液病毒核酸检查

    E. 脑电图

61. 该病患儿首选的抗感染药物是

    A. 利巴韦林   B. 头孢曲松

    C. 干扰素   D. 阿昔洛韦

    E. 阿奇霉素

62. 对该患儿的处理措施正确的是

    A. 抗病毒治疗   B. 退热

    C. 甘露醇降颅压   D. 镇静止惊

    E. 以上均正确

（63~65题共用题干）

患儿男，10岁，乏力、食欲减退、黄疸进行性加重1个月，腹胀，尿量减少1周入院。既往体健。查体：重度黄染，中量腹水，腹部无压痛反跳痛，肝脾扪及不满意。丙氨酸氨基转移酶 80IU/L，天冬氨酸氨基转移酶 160IU/L，白蛋白 34g/L，球蛋白 28g/L，血清总胆红素 420μmol/L，直接胆红素 210μmol/L，HBsAg（＋）。

63. 入院第 3 天出现发热，38～39℃，腹痛，全腹有压痛反跳痛，应立即进行的检查是

   A. 血常规

   B. 血培养

   C. 凝血酶原活动度

   D. 腹部 B 超

   E. 腹水常规和培养

64. 腹水常规检查：细胞总数 $3 \times 10^6/ml$，白细胞计数 $2 \times 10^6/ml$，多核细胞百分比 0.70，单核细胞 0.30，李凡他试验（＋）。以下药物不妥当的是

   A. 青霉素

   B. 哌拉西林

   C. 头孢他啶（复达欣）

   D. 头孢曲松（头孢三嗪）

   E. 马斯平（注射用盐酸头孢吡肟）

65. 经治疗，第 2 天体温降至正常，腹痛减轻，病情好转。治疗后第 6 天又出现低热、咳嗽、气促，正确的处理是

   A. 立即拍胸部 X 线片，痰培养

   B. 加大头孢他啶剂量

   C. 改用泰能

   D. 加糖皮质激素

   E. 改氟康唑

四、案例分析题：每道案例分析题至少 3～12 问。每问的备选答案至少 6 个，最多 12 个，正确答案及错误答案的个数不定。考生每选对一个正确答案给 1 个得分点，选错一个扣 1 个得分点，直至扣至本问得分为 0，即不含得负分。案例分析题的答题过程是不可逆的，即进入下一问后不能再返回修改所有前面的答案。

（66～70 题共用题干）

患儿男，2 个月。系第 1 胎 1 产，35 周早产。出生体重 2kg，生后用人工喂养，面色渐苍白，食欲差，两便正常。目前体重仍为 2kg，皮下脂肪 0.2cm，口唇苍白，心、肺无特殊，肝肋下 2cm，脾肋下刚及。血红蛋白 80g/L，红细胞数 2.9×10^{12}/L，白细胞数 7×10^9/L，中性粒细胞 0.35，淋巴细胞 0.65，血小板 150×10^9/L，网织红细胞 0.002。

66. 目前最可能的诊断是

   A. 营养不良

   B. 生理性溶血

   C. 生理性贫血

   D. 营养性缺铁性贫血

   E. 营养性混合性贫血

   F. 先天性纯红细胞再生障碍性贫血

67. 该患儿的贫血表现为

   A. 大细胞正色素性贫血

   B. 大细胞低色素性贫血

   C. 小细胞正色素性贫血

   D. 小细胞低色素性贫血

   E. 正细胞正色素性贫血

   F. 单纯小细胞性贫血

68. 为明确诊断应进一步化验检查，可出现哪些结果

   A. 血清铁蛋白 $<10\mu g/L$

   B. 血清铁 $<8.95\mu mol/L$

   C. 铁粒幼红细胞 <0.15

   D. 铁粒幼红细胞 >0.15

   E. 红细胞游离原卟啉 $>0.9\mu mol/L$

   F. 总铁结合力 $>62.7\mu mol/L$

69. 目前的治疗措施主要是

   A. 维生素 C   B. 维生素 B_{12}

   C. 硫酸亚铁   D. 叶酸

   E. 青霉素   F. 输血

70. 该病的预防措施包括

   A. 提倡母乳喂养

   B. 多进行室外活动

C. 及时添加蛋黄

D. 及时添加米汤

E. 对早产儿，宜在 2 个月开始添加铁剂

F. 多吃蔬菜

（71～73 题共用题干）

患儿男，12 岁，发热 10 天，刺激性干咳 6 天，查体：呼吸平稳，卡疤（＋），双肺呼吸音粗，未闻及干湿啰音，血常规示白细胞计数 $8.4 \times 10^9/L$，中性粒细胞百分比 0.61，淋巴细胞百分比 0.35，胸片示右中肺野大片状阴影。

71. 该患儿的初始经验性治疗可选用

    A. 红霉素   B. 阿奇霉素

    C. 克拉霉素   D. 米诺环素

    E. 多西环素   F. 抗生素

72. 该患儿在住院过程中仍反复高热，此时需进一步检查

    A. 血培养

    B. 复查血常规

    C. 痰细菌培养

    D. 结核菌素试验

    E. 血清支原体抗体

    F. 咽拭子细菌培养

    G. 呼吸道病毒核酸检测

73. 需警惕的并发症包括

    A. 脑血管炎   B. 胸腔积液

    C. 溶血性贫血   D. 急性心肌炎

    E. 急性脑膜炎   F. 高血压

（74～78 题共用题干）

患儿男，6 个月，因"咳嗽、喘息 2 天"入院，精神食欲可。既往无喘息病史。入院查体：体温 37.2℃，脉搏 135 次/分，呼吸 62 次/分，神清反应好，前囟平软，张力不高，唇周发绀，可见吸气性三凹征，呼气相延长，双肺弥漫性哮鸣音；心音有力、律齐，心前区未闻及杂音；腹软、肝

肋下约 2cm，质软、边锐；肢端暖。

74. 该患儿最可能的诊断是

    A. 急性喉炎   B. 支气管肺炎

    C. 毛细支气管炎   D. 支气管哮喘

    E. 支气管异物   F. 肺结核

75. 诊断依据包括

    A. 患儿为该病好发年龄

    B. 第一次喘息发作

    C. 临床感染中毒症状不重

    D. 下气道阻塞表现呼气相延长，可闻及哮鸣音

    E. 既往反复喘息

    F. 患者精神状态异常或出现明显的意识障碍

76. 进一步需要做的检查包括

    A. 血常规

    B. 胸部 X 线检查

    C. 血气分析

    D. 病原学检查

    E. 胸部 CT

    F. 血清免疫学检查

77. 该患儿最可能病原体是

    A. 金黄色葡萄球菌

    B. 呼吸道合胞病毒

    C. 腺病毒

    D. 支原体

    E. 异物吸入

    F. 肺炎链球菌

78. 以下有关该患儿的处理中，正确的措施有

    A. 保证足够的供氧

    B. 雾化吸入

    C. 更昔洛韦抗病毒

    D. 吸痰保持呼吸道通畅

    E. 尽早输注糖皮质激素

    F. 无须处理

（79～81 题共用题干）

患儿女，8 岁。身高位于同年龄、同性别正常儿童身高的第 3 百分位，呈匀称性矮小，智力正常，余体检未发现异常。骨龄 5 岁，已行 GH 刺激试验。

79. 若 GH 刺激试验：GH 峰值 9μg/L，在 60 分钟出现，该患儿诊断
    A. 完全性生长激素缺乏症
    B. 部分性生长激素缺乏症
    C. 正常状态
    D. 生长激素神经分泌障碍
    E. 体质性青春期延迟
    F. 体质性青春期提前

80. 若 GH 刺激试验：GH 峰值为 4μg/L，于 60 分钟出现，该患儿诊断
    A. 体质性青春期提前
    B. 部分性生长激素缺乏症
    C. 正常状态
    D. 生长激素神经分泌障碍
    E. 体质性青春期延迟
    F. 完全性生长激素缺乏症

81. 如果诊断为特发性生长激素缺乏症，该患儿的主要症状说法正确的是
    A. 生长速度减慢，身高落后比体重低下更为显著
    B. 身高年增长速率 >5cm
    C. 智能发育较正常儿更为落后
    D. 患儿头颅呈圆形，面容幼稚，脸圆胖，皮肤细腻，头发纤细，下颌和额部发育不良，牙齿萌出延迟且排列不整齐
    E. 患儿虽生长落后，但身体各部分比例匀称
    F. 多数患儿青春期发育延迟
    G. 患儿骨骼发育正常

（82～84 题共用题干）

患儿男，8 个月，出生后 42 天超声心动图检查诊断室间隔缺损。平素吃奶易累，汗多，比较烦躁，近 3 天咳嗽、气促。体重 6kg。双肺闻及中小水泡音，呼吸 70 次/分，口周无发绀。心率 170 次/分，肝脏肋下 3cm。

82. 该患儿可能的诊断是
    A. 支气管肺炎   B. 毛细支气管炎
    C. 呼吸衰竭   D. 心力衰竭
    E. 低血糖   F. 支气管异物

83. 该患儿需要进一步进行的检查是
    A. 胸部 X 线片
    B. 24 小时心电监测
    C. 血清电解质
    D. 心电图
    E. 血气分析
    F. 运动试验

84. 该患儿应给予的治疗是
    A. 地高辛   B. 美托洛尔
    C. 卡托普利   D. 多巴胺
    E. 胺碘酮   F. 普罗帕酮

（85～87 题共用题干）

患儿男，11 个月。出生后发现心脏杂音，发热、咳嗽、气促 2 天。患儿平素喂养困难，体重增长缓慢，汗多，6 个月时患肺炎 1 次住院治疗。查体：呼吸 65 次/分，无发绀，鼻翼扇动，三凹征（+），两肺闻及细湿啰音，心率 170 次/分，心音有力，胸骨左缘第 3 肋间闻及（3～4)/6 级收缩期杂音，P_2 响亮，肝脏肋下 4cm，剑突下 4cm。X 线胸片：心胸比率 0.60，左心房、左心室、右心室增大，肺动脉段凸出，肺血增多，右下肺、左心后区见斑片状阴影。

85. 患儿初步诊断应为
    A. 室间隔缺损   B. 房间隔缺损
    C. 肺动脉瓣狭窄   D. 法洛四联症
    E. 支气管肺炎   F. 心功能不全

86. 下列哪些检查或检测对该患儿的诊断及病情评估有帮助
   A. 心电图   B. 血常规
   C. 血培养   D. 超声心动图
   E. 支气管镜检查   F. 氧饱和度检查

87. 进一步的处理包括
   A. 抗感染
   B. 止咳喘、退热等对症处理
   C. 给予洋地黄类强心药
   D. 给予利尿剂
   E. 持续大流量吸氧
   F. 感染控制后尽早手术治疗
   G. 感染控制后继续随访至 2 岁后手术

(88 ~ 90 题共用题干)

患儿男，4 岁，间断发热 1 个月，抗感染治疗无效。查体：贫血貌，颈部淋巴结肿大，肝肋下 3cm，脾肋下 3cm，皮肤可见少许出血点，外周血血常规血红蛋白 100g/L，白细胞计数 15×10^9/L，淋巴细胞百分比 0.80，血小板计数 50×10^9/L。

88. 可建议患儿下一步做的基础检查是
   A. 外周血白细胞分类
   B. 铁代谢
   C. 直接抗人球蛋白实验
   D. 血小板抗体
   E. 免疫功能
   F. 尿液 hCG 检测

89. 如患儿外周血白细胞分类提示幼稚细胞 5%，接下来对诊断最关键的检查是
   A. 淋巴结活检
   B. 腹部超声
   C. 自身抗体
   D. EBV 抗体及 PCR
   E. 骨髓涂片细胞学检查
   F. 放射性核素骨扫描

90. 患儿骨穿提示幼稚细胞 ＞20%，进一

步检查治疗可能包括
   A. 进一步完善免疫分型、染色体、组织化学染色等检查
   B. 酌情输血
   C. 积极抗感染，预防并发症
   D. 监测电解质、尿酸、凝血功能等内环境指标
   E. 待诊断及分型基本明确后，开始个体化化疗
   F. 进行骨髓移植

(91 ~ 93 题共用题干)

患儿 2 岁，主因"间断腹痛、四肢疼痛 1 个月"就诊。查体：血压 130/80mmHg，心率 140 次/分，精神反应欠佳，贫血貌，左侧眼眶周围青紫，腹部可触及一 5cm×5cm 包块，质硬，无触痛，眼睑及双下肢轻度可凹性水肿。1 个月来体重下降 2kg。血常规：白细胞计数 10.8×10^9/L，血红蛋白 66g/L，血小板计数 21×10^9/L，髂后骨髓细胞学检查可见大量菊花团样异型细胞。腹部 B 超提示左侧肾上腺区可见一包块，直径约 10cm，腹腔淋巴结肿大，肝脏可见一回声不均匀的占位。

91. 为进一步确诊，需尽快完成的无创检查包括
   A. NSE
   B. 尿 VMA、尿 HVA
   C. AFP
   D. hCG
   E. LDH

92. 为进一步评估患儿疾病受累部位，还需完善检查包括
   A. 心电图   B. 腹部增强 CT
   C. 骨扫描   D. 头颅 MRI
   E. 腰穿

93. 指出以下有关该患儿的处理中，正确

的措施包括

A. 安静卧床，制动，减少哭闹

B. 吸氧

C. 输血及血小板

D. 监测生命体征，降压

E. 立即完成骨穿、骨髓活检等有创检查

F. 疼痛评分，对症镇痛

G. 记录每日入量及出量

(94~97题共用题干)

患儿男，4岁，低热、盗汗二十余天。查体：体温37.8℃，消瘦，两侧颈部浅表淋巴结1.0cm×1.0cm肿大，质中等，PPD试验（＋＋＋），胸片示右肺中野可见密集增深阴影，右肺门似有团块样阴影。

94. 有助于该患儿诊断的主要检查有

A. 外周血涂片

B. 胸部 X 线检查

C. 结核抗体测定

D. 痰找结核菌

E. 骨髓穿刺

F. 红细胞沉降率

G. 必要时淋巴结活检

H. 痰培养＋药敏

95. 患儿入院后出现面神经的麻痹，考虑为小儿结核性脑膜炎，若治疗通常选用的药物是

A. 利福平　　　　B. 泼尼松

C. 卡那霉素　　　D. 吡嗪酰胺

E. 异烟肼　　　　F. 链霉素

G. 红霉素　　　　H. 乙胺丁醇

96. 小儿结核性脑膜炎转归与下列哪些因素有关

A. 抗结核治疗的早晚

B. 年龄大小

C. 昏迷的程度

D. 治疗是否正确、彻底

E. 是否有结核原发病灶

F. 反复惊厥次数

G. 电解质代谢紊乱

H. 脑膜刺激征

97. 患哪些疾病时 PPD 试验可以减弱或暂时呈阴性

A. 麻疹

B. 血行播散性肺结核

C. 干酪性肺炎

D. 传染性单核细胞增多症

E. 结核性胸膜炎

F. 支气管炎

G. 结核感染

H. 坏死性淋巴结炎

(98~100题共用题干)

患儿女，1岁半。反复呼吸道感染和鹅口疮2月，患肺炎2次。查体：发育较差，气促，唇周发绀，口腔黏膜鹅口疮，双肺满布细湿啰音。肝肋下3cm，脾肋下1cm。血清 IgG 1.3g/L，IgM 0.8g/L，IgA 0.05g/L。

98. 该病例的诊断除肺炎外，还应该考虑

A. 毛细支气管炎

B. 先天性支气管畸形

C. 全身性念珠菌病

D. 继发性免疫缺陷病

E. 原发性免疫缺陷病

F. 支气管扩张症

99. 为明确诊断，首选的实验室检查是

A. 呼吸道分泌物真菌学检查

B. 呼吸道分泌物测定呼吸道合胞病毒

C. 呼吸道分泌物细菌培养

D. 纤维支气管检查

E. 外周血淋巴细胞计数

F. 核酸咽拭子

100. 患儿呼吸急促加重，发热39℃，多次
血常规白细胞（4~5）×10⁹/L，中
性粒细胞85%~90%，淋巴细胞
10%~15%，首选检查是
A. 骨髓涂片分析

B. 淋巴细胞亚群测定
C. 胸部CT
D. 肺穿刺活检和培养
E. DNA分析
F. 胸部X线片

全真模拟试卷（五）

1. 患维生素 D 缺乏性佝偻病的 9～10 个月
婴儿多见的骨骼改变是
   A. 肋膈沟
   B. 串珠肋
   C. 方颅
   D. 鸡胸
   E. 颅骨软化

2. 营养不良患儿皮下脂肪逐渐减少或消
失，最后累及的部位是
   A. 面颊部
   B. 胸部
   C. 腹部
   D. 四肢
   E. 臀部

3. 新生儿 ABO 溶血病的主要诊断依据是
   A. 血清抗体放散试验阳性
   B. 母 O 型，子 A 型
   C. 贫血，肝脾大，黄疸进展快
   D. 生后 24 小时内出现黄疸
   E. 黄疸程度重，血清胆红素 >205μmol/L

4. 在新生儿初步复苏中正确的步骤是
   A. 保暖—吸引—擦干—体位—刺激
   B. 刺激—保暖—体位—吸引—擦干
   C. 擦干—保暖—体位—吸引—刺激
   D. 保暖—体位—吸引—擦干—刺激
   E. 保暖—体位—刺激—吸引—擦干

5. 以下不是新生儿缺氧缺血性脑病的治疗
方法的是
   A. 抗生素
   B. 供氧
   C. 脱水剂
   D. 苯巴比妥
   E. 康复干预

6. 儿童甲状腺功能亢进症最常见的病因是
   A. 碘过多诱发甲亢
   B. Graves 病
   C. 慢性淋巴细胞性甲状腺炎
   D. 亚急性甲状腺炎
   E. 甲状腺癌

7. 新生儿期有下列哪项表现即可疑为先天
性卵巢发育不全综合征
   A. 肢体畸形
   B. 手和（或）足背水肿
   C. 特殊面容
   D. 母亲高龄
   E. 极低出生体重

8. 以下有关小儿肠套叠诊断的各项检查
中，哪项目前不主张使用的是
   A. 腹部 X 线平片
   B. 腹部 B 超
   C. 腹部 CT
   D. 空气灌肠
   E. 钡剂灌肠

9. 下列检查可确诊支气管扩张的是
   A. 胸片
   B. 高分辨 CT
   C. B 超
   D. 肺功能
   E. 血气分析

10. 预防法洛四联症小儿缺氧发作，宜选
用的药物是
   A. 卡托普利
   B. 地高辛
   C. 螺内酯
   D. 普萘洛尔
   E. 布洛芬

11. 左向右分流型先心病最常见的并发
症为
   A. 细菌性心内膜炎
   B. 脑血栓

C. 脑脓肿

D. 肺炎

E. 心力衰竭

12. 关于溶血性贫血，以下正确的是

    A. 血清铁蛋白升高

    B. 血清结合珠蛋白减少

    C. 网织红细胞数降低

    D. 血涂片中出现体积增大红细胞

    E. 红细胞寿命延长

13. 机体在缺铁性贫血阶段，下列相关检测结果中正确的是

    A. 血清铁蛋白正常，血清铁升高

    B. 血清铁蛋白正常，总铁结合力升高

    C. 血清铁蛋白下降，游离原卟啉值下降

    D. 血清铁下降，总铁结合力升高

    E. 血清铁下降，游离原卟啉值下降

14. 以下不是结核性脑膜炎早期临床表现的是

    A. 性情改变

    B. 面神经瘫痪

    C. 头痛、呕吐

    D. 低热、食欲缺乏、盗汗、消瘦

    E. 蹙眉皱额、凝视或嗜睡

15. 营养性巨幼细胞贫血出现神经系统症状主要是由于

    A. 缺乏维生素 B_{12}

    B. 缺乏叶酸

    C. DNA 合成障碍

    D. 合并感染

    E. 合并缺铁

16. 在神经纤维瘤病 I 型中最常见的中枢神经系统肿瘤为

    A. 视网膜母细胞瘤

    B. 听神经瘤

    C. 视神经胶质瘤

D. 脑膜瘤

E. Wilms 瘤

17. 治疗注意缺陷多动障碍（ADHD）的一线药物为

    A. 丙咪嗪   B. 匹莫林

    C. 苯妥英钠   D. 哌甲酯

    E. 氯丙嗪

18. 暴发型流行性脑脊髓膜炎（休克型）的主要临床表现，以下不正确的是

    A. 脑膜刺激征阳性，脑脊液多呈化脓性改变

    B. 全身的广泛瘀点、瘀斑

    C. 休克、周围循环衰竭

    D. 血培养阳性

    E. 高热、中毒症状严重

19. 急性氯气中毒的主要靶系统是

    A. 神经系统   B. 呼吸系统

    C. 心血管系统   D. 血液系统

    E. 肾脏系统

20. 男孩，1 岁，体重 10kg，重度脱水，在补液初期给予的液体性质、量及速度为

    A. 等张含钠液，1200ml，8～12 小时静脉滴注

    B. 2/3 张含钠液，1200ml，8～12 小时静脉滴注

    C. 1/2 张含钠液，1200ml，8～12 小时静脉滴注

    D. 1/3 张含钠液，1200ml，8～12 小时静脉滴注

    E. 等张含钠液，200ml，0.5～1 小时静脉滴注

21. 38 孕周出生的新生儿，因胎膜早破 3 天，第二产程延长，行产钳助产。生后第 2 天出现不吃、不哭、少动和体温不升。外周血白细胞 21×10^9/L，中

性粒细胞 0.8，考虑有新生儿感染。治
疗时应首选下列哪种抗生素

A. 苯唑西林钠 + 阿米卡星

B. 头孢拉定 + 阿米卡星

C. 头孢他啶 + 氨苄西林

D. 青霉素 + 氨苄西林

E. SMZ + TMP

22. 足月顺产新生儿，出生体重 4.4kg，生
后 2 天发现巩膜、皮肤黄疸，3 天来拒
奶，呕吐 3 次。查体：体温不升，前
囟平，全身皮肤黄染，肺清，心率 160
次/分，心音尚有力，腹稍胀，脐部有
脓性分泌物，肝肋下 2.5cm。下列检
查对诊断最有帮助的是

A. 血常规

B. 胸部 X 线片

C. 母子血型检查

D. 血清间接胆红素测定

E. 血培养

23. 患儿，6 岁，生后发现阴蒂肥大似阴
茎，大阴唇似阴囊。查体：血压正常，
外阴性别难辨，身高 + 2SD，血钠
140mmol/L，骨龄 10 岁，染色体核型
分析 46，XX。最可能的诊断是

A. 3 - β 羟类固醇脱氢酶缺陷

B. 11β - 羟化酶缺陷

C. 17 - 羟化酶缺陷

D. 18 - 羟化酶缺陷

E. 21 - 羟化酶缺陷

24. 患儿 1 岁。出生后 3 个月左右出现发
绀。查体：发绀明显，发育差，胸骨
左缘第 2 ~ 4 肋间可闻及收缩期喷射性
杂音。胸片示：肺门血管影少，透亮
度增加，右心室增大，呈靴形心。根
据患儿临床表现初步诊断为

A. 室间隔缺损　　　B. 动脉导管未闭

C. 肺动脉狭窄　　　D. 法洛四联症

E. 房间隔缺损

25. 5 岁女孩，自幼易患肺炎，偶有声音嘶
哑，不爱活动。入院后拍胸片示：肺
动脉突出，左室及主动脉内径均增宽。
心导管检查发现肺动脉血氧含量 > 右
心室血氧含量。此患儿查体不可能出
现的体征是

A. 上半身发绀及杵状指

B. 消瘦，可见胸廓畸形

C. 胸骨左缘第 2 肋间可闻及机器样
杂音

D. 心尖部可闻及舒张中期隆隆样杂音

E. 可见毛细血管搏动，可触及水冲脉

二、多选题：每道试题由 1 个题干和 5 个
备选答案组成，题干在前，选项在后。
选项 A、B、C、D、E 中至少有 2 个
正确答案。

26. 男孩青春期发育的征象是

A. 遗精

B. 睾丸增大

C. 变声、喉结出现

D. 阴毛、腋毛出现

E. 阴茎开始增长增粗

27. 苯丙酮尿症最突出的临床特点是

A. 智力低下　　　　B. 皮肤白皙

C. 肌张力减低　　　D. 头发黄褐色

E. 伴有惊厥

28. 以下疾病表现为小细胞低色素性贫血
的是

A. 缺铁性贫血

B. 感染、炎症性贫血

C. G6PD 缺乏症

D. 肺含铁血黄素沉着症

E. 地中海贫血

29. 哮喘的治疗原则包括

A. 去除诱因

B. 预防哮喘复发

C. 治疗方案根据病情决定

D. 控制症状，改善生活质量

E. 因各类药物防治哮喘机制类同，治疗时可任意选用

30. 婴幼儿类风湿病的症状有

A. 对称性多关节炎

B. 长期间歇发热

C. 一过性多形性皮疹

D. 肝、脾、淋巴结肿大

E. 心包炎、心肌炎

31. 关于小儿脑和脊髓的发育，以下叙述正确的是

A. 新生儿脑重已达成人脑重的 25% 左右

B. 出生时的神经细胞数目已接近成人

C. 神经髓鞘的形成约在 6 岁左右完成

D. 婴儿时期对外界各种刺激容易泛化

E. 脊髓下段的位置 4 岁时在第 1 腰椎水平

32. 新生儿寒冷损伤综合征的发生与下列哪种情况有关

A. 棕色脂肪少

B. 体表面积相对较大

C. 寒冷损伤

D. 免疫功能低下

E. 皮下脂肪饱和脂肪酸含量较多

33. 维生素 A 缺乏症的主要表现有

A. 夜盲

B. 多泪

C. 皮肤干燥、脱皮

D. 毛发干枯

E. 体格和智力发育轻度落后

34. 小儿低钾血症的临床特点包括

A. 神经肌肉兴奋性增高的表现

B. 心律失常、心肌收缩力降低、血压降低

C. 心电图出现 T 波低宽、U 波

D. 心电图出现 Q - T 间期延长，T 波倒置以及 ST 段下降

E. 肾损害的表现

35. 疱疹性咽峡炎的临床表现包括

A. 通常为高热

B. 结膜炎

C. 咽部充血

D. 口腔疱疹或溃疡

E. 易伴发热性惊厥

36. 胎儿血液循环出生后的改变，以下选项中正确的是

A. 肺小动脉肌层退化

B. 肺循环压力增高

C. 卵圆孔未闭

D. 体循环压力增高

E. 动脉导管闭塞

37. 关于营养性缺铁性贫血骨髓象，以下正确的是

A. 各系均增生活跃

B. 以中、晚幼红细胞增生明显

C. 幼红细胞胞体小，胞浆少，染色偏蓝

D. 胞浆成熟落后于胞核

E. 幼红细胞增生活跃

38. 关于急性肾小球肾炎的诊断依据，以下选项中正确的是

A. 病前 1~3 周有前驱感染史

B. 有水肿、少尿、血尿、高血压

C. 尿常规检查有红细胞、蛋白及管型

D. ASO 如不升高可除外该诊断

E. 血清补体下降

39. 关于癫痫局灶性发作，以下选项中正确的是

A. 发作开始呈局灶性

B. 可发展成全身性发作

C. 意识可不丧失

D. 脑电图可见从局部脑区开始的异常痫样放电

E. 使用镇静药

40. 关于 Tourette 综合征的临床表现，正确的是

   A. 本病有家族遗传倾向

   B. 发病年龄 2～15 岁，平均起病年龄为 7 岁，至青春期后逐渐减少

   C. 多发性抽动是早期主要症状

   D. 多数患儿智力低下

   E. 约半数患儿伴注意力缺乏多动症

41. 对于遗尿症的治疗措施，以下正确的是

   A. 对遗尿劝慰和鼓励，代替斥责和惩罚

   B. 着重教育、解释，清除精神负担和引起情绪不安的因素

   C. 遗尿减少时加以奖励，给患儿心爱的奖品

   D. 口服硫酸锌制剂

   E. 在一般疗法的基础上可用药物

42. 关于急性风湿热实验室检查特点的叙述，正确的是

   A. 红细胞沉降率减慢

   B. C 反应蛋白增高

   C. 血白细胞增多

   D. 心电图 P－R 间期延长

   E. 抗链球菌抗体滴度升高

43. 过敏性紫癜患儿实验室检查中可能出现的症状有

   A. 白细胞增高

   B. 血小板下降

   C. 血红蛋白正常

   D. 出血时间缩短

   E. 凝血时间正常

44. 重症渗出性多形性红斑的治疗措施，以下正确的是

   A. 抗生素

   B. 皮质激素

   C. 免疫球蛋白

   D. 皮肤黏膜护理

   E. 环孢素 A（CsA）、环磷酰胺、TNF－α 拮抗剂（英夫利昔单抗）

45. 中枢性尿崩症的治疗方法有

   A. 手术切除原发病灶

   B. 禁水

   C. 鞣酸加压素

   D. 1－脱氨－8－D－精氨酸加压素

   E. 增加 ADH 释放

46. 以下哪项是原发型肺结核常见的症状

   A. 咯血   B. 咳嗽

   C. 低热   D. 食欲缺乏

   E. 盗汗

47. 有关水痘，下列说法正确的是

   A. 经直接接触疱疹液和呼吸道飞沫传播

   B. 主要损害部位在皮肤和黏膜

   C. 病毒核心为双股 DNA

   D. 潜伏期为 10～21 天

   E. 出疹前无症状

48. 中毒型细菌性痢疾的治疗中包括

   A. 加强心肌收缩力

   B. 防治脑水肿

   C. 防治呼吸衰竭

   D. 降温

   E. 抗生素治疗

三、共用题干单选题：以叙述一个以单一患者或家庭为中心的临床情景，提出 2～6 个相互独立的问题，问题可随病情的发展逐步增加部分新信息，每个问题只有 1 个正确答案，以考查临床

综合能力。答题过程是不可逆的，即进入下一问后不能再返回修改所有前面的答案。

（49~51 题共用题干）

足月新生儿出生时有重度窒息史，生后 24h，小儿频繁划船样动作。查体：体温正常，前囟饱满，肌张力增高，瞳孔等大。

49. 首先的检查是
   A. 腰穿与定血型
   B. 头颅 B 超
   C. 头颅 CT 与电解质
   D. 脑电图与脑地形图
   E. 血常规＋胆红素

50. 下列治疗措施正确的是
   A. 腰椎穿刺放脑脊液
   B. 呋塞米或甘露醇
   C. 呼吸机辅助呼吸
   D. 维持血糖在正常低值
   E. 控制入液量 100ml/kg

51. 患儿在治疗期间，四肢抽动频繁，首先采用下列哪项措施
   A. 吸氧
   B. 用亚胺培南－西司他丁加强抗感染
   C. 静脉缓慢注射苯巴比妥20mg/kg
   D. 继续增加脱水剂的用量
   E. 吸痰

（52~55 题共用题干）

某早产儿，33 孕周，因生后气促、发绀 1 小时入院，考虑诊断新生儿呼吸窘迫综合征，给予呼吸机辅助呼吸。

52. 患儿于呼吸机治疗第 4 天，发现体温为 38.5℃，左肺部可闻及少许中、粗湿啰音。最有可能的原因为
   A. 右肺不张
   B. 右肺气胸
   C. 机械通气相关性肺炎
   D. 呼吸机湿化过度
   E. 肺出血

53. 针对该症状，目前最应当采取的措施是
   A. 胸片检查
   B. 痰培养
   C. 胸腔穿刺检查
   D. 调整呼吸机湿化器
   E. 调整呼吸机参数

54. 患儿于治疗的第 5 天撤离呼吸机，给予配方奶喂养，2 天后出现明显腹胀，大便隐血阳性，伴呕吐咖啡样物质两次。最有可能的原因为
   A. 咽下综合征
   B. 新生儿出血症
   C. 凝血功能异常
   D. 坏死性小肠结肠炎
   E. 应激性溃疡

55. 针对该症状，目前最应当做的检查是
   A. 凝血功能检查
   B. 腹部平片检查
   C. 大便培养
   D. 钡剂灌肠
   E. 食管 pH 测定

（56~58 题共用题干）

患儿男，1 岁，既往体健，咳嗽 5 天，有低热，咳嗽不剧，喉头痰鸣，无气促。查体：神清，精神可，体温 38.2℃（肛温），呼吸平稳，两肺呼吸音粗糙，可闻及散在中湿啰音及少许干啰音。

56. 该患儿最可能考虑为
   A. 支气管哮喘
   B. 肺炎
   C. 支气管异物
   D. 急性支气管炎
   E. 毛细支气管炎

57. 为评估病情，首先要做的检查是
    A. 血常规、C反应蛋白
    B. 动脉血气分析
    C. 胸片
    D. PPD
    E. 血培养

58. 血常规示白细胞计数 11×10^9/L，C反应蛋白45mg/L，以下治疗不推荐的是
    A. 口服祛痰药
    B. 口服抗菌药物
    C. 口服镇咳药
    D. 酌情给予支气管舒张剂雾化
    E. 多拍背，多饮水

(59～63题共用题干)

患儿2岁，发热5天，烦躁1天。查体：精神反应差，易激惹，四肢肌张力偏高，血常规示：白细胞计数 34.15×10^9/L，中性粒细胞百分比0.89，C反应蛋白84mg/L。头颅CT示：双侧硬膜下积液。

59. 该患儿最可能的诊断是
    A. 中毒性菌痢
    B. 单纯疱疹病毒脑炎
    C. 化脓性脑膜炎
    D. 结核性脑膜炎
    E. 隐球菌脑膜炎

60. 确诊本病最重要的检查是
    A. 头颅MRI
    B. 脑脊液涂片及培养
    C. 脑电图
    D. 胸片
    E. 尿常规

61. 该患儿首选的抗感染药物是
    A. 头孢曲松 + 万古霉素
    B. 阿昔洛韦
    C. 青霉素
    D. 万古霉素
    E. 以上均不正确

62. 对该患儿处理正确的是
    A. 抗生素治疗
    B. 地塞米松抑制炎症反应
    C. 甘露醇降颅压
    D. 镇静止惊
    E. 以上均正确

63. 对该患儿可能出现的后遗症是
    A. 脑积水   B. 听力损害
    C. 低钠血症   D. 脑室管膜炎
    E. 以上均有可能

(64～65题共用题干)

患儿女，2岁，尿频、尿时哭闹2天。查体：神志清，稍烦躁，尿道口红肿，肛周皮肤发红，有抓痕，可见白色棉线样物，其他检查未见明显异常。

64. 该患儿可能的诊断为
    A. 蛲虫病，尿道炎
    B. 钩虫病
    C. 鞭虫病
    D. 尿道炎
    E. 肛周湿疹

65. 该患儿尿道炎需进一步的检查
    A. 血培养
    B. 尿常规及尿培养
    C. 降钙素原
    D. 大便常规
    E. 大便培养

四、案例分析题：每道案例分析题至少3～12问。每问的备选答案至少6个，最多12个，正确答案及错误答案的个数不定。考生每选对一个正确答案给1个得分点，选错一个扣1个得分点，直至扣至本问得分为0，即不含得负分。案例分析题的答题过程是不可逆的，即进入下一问后不能再返回修改所有前面的答案。

(66～69题共用题干)

患儿1岁，男，既往体健。因"咳嗽、

喉鸣、气促4天，声嘶2天"就诊。4天前曾有低热，阵发性咳嗽，不剧烈，伴痰鸣，无声嘶，无气促，诊所予"氨溴索口服液、小儿氨酚黄那敏颗粒"治疗，体温降至正常。2天来出现声嘶，咳嗽加重，喉鸣，呼吸急促，故于急诊就诊。查体：体温38.3℃，脉搏155次/分，呼吸53次/分，神清，稍烦躁，呼吸促，三凹征（+），无发绀。两肺呼吸音粗，闻及喉鸣，心音有力，律齐，未及杂音，腹平软，肝肋下2.5cm，脾肋下1cm，神经系统（-）。血常规示白细胞计数15×10⁹/L，中性粒细胞百分比0.80，C反应蛋白45mg/L。

66. 主要诊断考虑

    A. 急性喉炎　　　　B. Ⅱ度喉梗阻

    C. Ⅰ度喉梗阻　　　D. 支气管肺炎

    E. 呼吸衰竭　　　　F. 支气管哮喘，重度

67. 以下需与该病进行鉴别的是

    A. 先天性喉软骨发育不良

    B. 急性会厌炎

    C. 咽后壁脓肿

    D. 喉异物

    E. 先天性喉囊肿

    F. 白喉

68. 目前对患儿的处理包括

    A. 10%水合氯醛灌肠

    B. 吸氧

    C. 糖皮质激素

    D. 头孢呋辛钠

    E. 立即行气管切开术

    F. 口服镇咳药

    G. 补液

69. 治疗2天后，患儿体温仍反复，呼吸困难无好转，并有吐奶、拒食。目前应进行的检查为

    A. 复查血常规、C反应蛋白

    B. 颈部X线片

    C. 动脉血气分析

    D. 血培养

    E. 喉镜

    F. 心电图

（70~72题共用题干）

患儿1岁4个月，冬季急性起病，病史8天，稽留高热，阵发性咳嗽伴喘憋，查体：精神弱，嗜睡，面色苍白，呼吸急促，口唇发绀，肺部可闻及细湿啰音和喘鸣音，心音有力，腹胀，肠鸣音明显减弱。

70. 为进一步诊治，需要完善的检查为

    A. 血常规

    B. 血气分析

    C. 血培养

    D. 胸片

    E. 呼吸道病毒抗原检测

    F. 腹部B超检查

71. 该患儿可能出现的并发症为

    A. 急性呼吸衰竭　　B. 急性心力衰竭

    C. 急性心包炎　　　D. 中毒性肠麻痹

    E. 脓气胸　　　　　F. 急性肾损伤

72. 该患儿的治疗包括

    A. 氧疗

    B. 禁食、胃肠减压

    C. 支气管舒张剂平喘治疗

    D. 纠正水、电解质与酸碱平衡

    E. 抗病毒治疗

    F. 口服抗生素治疗

（73~75题共用题干）

患儿男，2岁。反复发热2周就诊，体温波动在38~39℃。咳嗽有痰。查体：双肺可闻及中小水泡音，胸骨左缘3~4肋间闻及3/6级粗糙全收缩期杂音，传导广泛，肝脏肋下2cm，脾脏肋下2cm。皮肤可见瘀点。

73. 患儿可能的诊断是
    A. 毛细支气管炎
    B. 支气管肺炎
    C. 川崎病
    D. 室间隔缺损
    E. 房间隔缺损
    F. 感染性心内膜炎

74. 该患儿需要进一步进行的检查是
    A. 血培养　　　　B. 胸部 X 线片
    C. 超声心动图　　D. 24 小时心电图
    E. 血气分析　　　F. 心导管检查

75. 该患儿应给予的治疗是
    A. 大剂量丙种球蛋白
    B. 阿司匹林
    C. 抗生素
    D. 多巴胺
    E. 氨溴索（沐舒坦）口服液
    F. 普罗帕酮

（76～78 题共用题干）

患儿男，11 岁，头晕、乏力 2 周，发热、双下肢瘀斑 1 周，间断鼻出血 2 天入院。查体：贫血貌，颈部、腋窝、腹股沟区可触及肿大淋巴结，双下肢多处瘀斑，肝肋下 4cm，脾肋下 3cm，质韧。辅助检查：血常规提示白细胞计数 120×10^9/L，幼稚细胞占 0.05，血红蛋白 65g/L，血小板计数 4×10^9/L。骨髓细胞学检查提示原始及幼稚淋巴细胞 80%，免疫分型为 T 淋巴细胞白血病，存在 E2A/PBX1 融合基因。

76. 以下选项中正确的是
    A. 男性是预后不良因素
    B. T 淋巴细胞白血病比 B 淋巴细胞白血病预后较差
    C. T 淋巴细胞白血病都需要骨髓移植
    D. T 淋巴细胞白血病容易出现高白细胞血症
    E. T 淋巴细胞白血病容易出现肿瘤溶

解综合征
    F. E2A/PBX1 融合基因是 T 淋巴细胞白血病的特异融合基因

77. 患儿行脑脊液检查评估是否有中枢神经系统白血病，确诊的指标有
    A. 脑脊液检查发现白细胞增高
    B. 脑脊液检查发现幼稚淋巴细胞
    C. 脑脊液检查发现蛋白增高
    D. 脑脊液检查发现糖含量增高
    E. 无法判断

78. 患儿存在出血症状，考虑原因为
    A. 凝血功能异常
    B. 骨髓中巨核细胞造血受抑，血小板生成及功能受到影响
    C. 白血病细胞浸润使毛细血管受损，血管通透性增强
    D. 电解质异常
    E. 存在 E2A/PBX1 融合基因

（79～83 题共用题干）

患儿男，9 个月。反复发热皮疹 3 个月，耳流脓 2 周，多饮多尿 2 天入院。查体：轻度贫血面容，皮肤可见散在出血性脂溢样皮疹，新旧不一，心肺听诊无异常，肝肋下 3cm，脾肋下 2cm，神经系统检查正常。X 线检查提示多发颅骨骨质破坏。

79. 该患儿最可能的诊断是
    A. 急性淋巴细胞白血病
    B. 川崎病
    C. 间变大细胞淋巴瘤
    D. 麻疹
    E. 朗格汉斯组织细胞增生症
    F. 嗜血细胞组织细胞增生症
    G. 急性髓系白血病 M_5

80. 患儿如需确诊，最便利的检查是
    A. 血常规、血清铁蛋白和 X 线检查
    B. 皮疹印片
    C. 皮疹活检进行病理和免疫组化检查

D. PET/CT 检查

E. 肝穿刺活检

81. 如首次皮肤活检未证实此病，下一步处理是

  A. 临床符合，直接治疗

  B. 与患儿家长沟通病理诊断的重要性，取得家长的理解再次活检

  C. 无论家长同意与否，直接联系外科医生，准备再次皮疹活检

  D. 不能明确诊断，劝其回家观察一段时间再进行活检

  E. 临床符合，与家长签署治疗同意书后开始治疗

82. 目前此病的标准诱导方案中，最常使用的药物包括

  A. 泼尼松   B. 门冬酰胺酶

  C. 长春碱类   D. 足叶乙苷

  E. 阿糖胞苷   F. 柔红霉素

83. 如果治疗方案统一，影响该患儿预后最主要因素是

  A. 血液系统受累

  B. 肝脾受累

  C. 肺累及

  D. 以发热起病

  E. 治疗过程中出现突眼

  F. 多发骨质破坏，特别是头颅诸骨的破坏

(84~88 题共用题干)

患儿男，6 岁。发热 12 天，体温波动于 38℃ 左右，伴连声顿咳，有时咳后呕吐。每天予青霉素、头孢噻肟钠静脉输液已 5 天，不见好转。查体：两肺无干、湿性啰音。

84. 诊断需和以下哪种疾病进行鉴别

  A. 上呼吸道感染 B. 支气管炎

  C. 百日咳   D. 风湿热

  E. 伤寒   F. 支原体肺炎

85. OT 试验检查，结果硬结直径为 4mm，说明可能

  A. 未接种过卡介苗

  B. 未受过结核感染

  C. 重症结核患儿假阴性

  D. 机体免疫反应受到抑制

  E. 已感染结核，但尚未产生变态反应

  F. 结核菌素失效

86. 如该患儿母亲正患活动性肺结核。患儿胸片示：两肺门影增大、增浓，肺上野有片影。外周血常规白细胞数 6.4×10^9/L，淋巴细胞 0.48。本病常见的演变结局是

  A. 经合理治疗后，病灶吸收痊愈

  B. 治疗不当，病灶液化形成空洞

  C. 延误治疗可发生血行播散

  D. 病灶残留，以后可致继发性肺结核

  E. 形成气胸

  F. 肿大的淋巴结，压迫支气管，导致肺不张

87. 目前的治疗措施是

  A. 居住环境应阳光充足，空气流通

  B. 泼尼松 1~2mg/（kg·d），疗程 1~2 个月

  C. 注意营养，选用富含蛋白质和维生素的食物

  D. 每日服用 INH、RFP 和（或）EMB，疗程 9~12 个月

  E. 避免传染麻疹、百日咳等疾病

  F. INH、RFP、PZA 或 SM，2~3 个月后以 INH 巩固维持治疗

88. 判断小儿结核病具有活动性的参考指标有

  A. 有发热及其他结核中毒症状

  B. 排出物中找到结核菌

  C. 结核菌素试验强阳性

  D. 血沉加快而无其他原因解释

E. 纤支镜检查有明显支气管结核病变

F. 未接种卡介苗且＜5岁小儿结核菌素试验阳性

（89～97题共用题干）

患儿女，胎膜早破后顺产。出生10天，发热10天。查体：体温39.5℃，呼吸65次/分，呼吸急促，口唇青紫，三凹征明显，右肺叩诊浊音，右肺下呼吸音减低，心率170次/分。

89. 患儿考虑因胎膜早破等原因污染的羊水而发生肺部感染，常见的病原菌有

　　A. 巨细胞病毒

　　B. 弓形虫

　　C. 大肠埃希菌

　　D. 金黄色葡萄球菌

　　E. 克雷伯杆菌

　　F. 李斯特菌

　　G. 支原体

90. 为了明确诊断，主要应先行下列哪些检查

　　A. X线胸片　　　　B. 尿常规

　　C. 血培养　　　　D. 病毒检测

　　E. PPD　　　　　F. 支原体抗体

　　G. 血常规　　　　H. 结核抗体

91. 细菌性肺炎选用抗生素的原则是

　　A. 重症或耐药菌感染者可用第三代头孢菌素

　　B. 李斯特菌肺炎可用氨苄西林

　　C. 衣原体肺炎首选红霉素

　　D. 病毒性肺炎可用利巴韦林

　　E. 单纯疱疹性肺炎可用阿昔洛韦

　　F. 巨细胞病毒肺炎可用更昔洛韦

92. 金黄色葡萄球菌肺炎容易出现的并发症是

　　A. 呼吸性酸中毒　　B. 代谢性酸中毒

　　C. 肺大疱　　　　D. 心力衰竭

　　E. 呼吸衰竭　　　F. 脓气胸

　　G. 喘憋　　　　　H. 呼吸困难

　　I. 急性心包炎

93. 该患儿经确诊为金黄色葡萄球菌肺炎，本病可有以下哪些特点

　　A. 可有弛张热

　　B. 可有猩红热样皮疹

　　C. 易形成皮下、纵隔气肿

　　D. 肺下部体征出现早

　　E. X线双肺呈云雾状浸润影

　　F. 肺部啰音出现较迟

　　G. 予抗生素治疗后炎症迅速吸收

　　H. 病理表现为广泛出血坏死，多发小脓肿

　　I. 治疗以青霉素为主

94. 该肺炎的治疗方法包括

　　A. 雾化吸入

　　B. 体位引流

　　C. 供氧

　　D. 选择合适的抗生素

　　E. 支持疗法

95. 住院3天患儿仍发热，突然烦躁不安，吸氧仍有发绀。查体：烦躁，呼吸60次/分，前囟尚平，气管略偏左，右肺叩诊浊音，右肺呼吸音较低，心率180次/分，律齐，肝肋下3cm，脾未触及，布氏征（Brudzinski征）、克氏征（Kernig征）阴性，双侧巴宾斯基征（Babinski征）阳性。考虑并发症除了

　　A. 败血症　　　　B. 肝脓肿

　　C. 脓气胸　　　　D. 心力衰竭

　　E. 化脓性脑膜炎　F. 结核性脑膜炎

96. 针对上述情况，采取的措施主要是

　　A. 加大氧流量　　B. 注射镇静药

　　C. 强心　　　　　D. 胸腔穿刺

　　E. 雾化吸入　　　F. 利尿

97. 若发生新生儿败血症，下列说法正确

的是

A. 感染可发生于产前、产中或产后，但以产后最常见

B. 我国最常见的病原菌是葡萄球菌，其次为大肠埃希菌

C. 临床表现不明显，疾病早期难以发现

D. 患儿均有发热

E. 患儿出现皮疹应高度怀疑

F. 早发型多为产前或产时感染所致

G. 患儿出现不明原因的哭闹

H. 临床表现缺乏特异性

（98~100题共用题干）

患儿男，11岁。因服用不明毒物6小时入院。查体：神志恍惚，肌肉震颤，瞳孔缩小，流涎，多汗。肺部可闻及湿啰音，呼气有大蒜味。

98. 该患儿高度怀疑为有机磷中毒，最有价值的检查是

A. 胸片

B. 头颅 CT

C. 血胆碱酯酶活性测定

D. 脑脊液常规及生化检查

E. 血生化检查

F. B 超

G. 尿常规、尿沉渣、尿比重和尿渗透压检查

99. 以下关于治疗错误的是

A. 早期、足量应用阿托品，达到阿托品化后即停用

B. 由于服药时间比较长，不需要洗胃

C. 输入葡萄糖，ATP 等营养神经

D. 解磷定 15~30mg/kg 静脉缓慢注射，必要时 2~4 小时后重复应用

E. 50% 硫酸镁导泻，促进毒物排出

F. 有机磷农药重度中毒，呼吸受到抑制时，不能用硫酸镁导泻

100. 以下关于小儿洗胃注意事项的说法，正确的是

A. 在洗胃过程中如患儿感觉腹痛和流出血性灌洗液，应立即停止洗胃

B. 吞服毒物 4~6 小时内洗胃效果较好

C. 每次灌入量与吸出量应基本平衡

D. 灌入量过多可引起急性胃扩张

E. 灌入量过多可引起胃内压上升，增加毒物吸收

F. 洗胃时患儿出现休克应该停止操作

全真模拟试卷（六）

一、单选题：每道试题由 **1** 个题干和 **5** 个备选答案组成，题干在前，选项在后。选项 **A、B、C、D、E** 中只有 **1** 个为正确答案，其余均为干扰选项。

1. 为预防佝偻病的发生，医生应指导家长于几岁起口服维生素 D 400 IU/d
   A. 生后 2 周起   B. 2 岁
   C. 3 岁   D. 4 岁
   E. 5 岁

2. 儿童能量代谢中，正常基础代谢消耗总能量的比例约为
   A. 30%   B. 40%
   C. 50%   D. 60%
   E. 70%

3. 佝偻病颅骨软化多发生于
   A. 1~3 个月   B. 3~6 个月
   C. 6~9 个月   D. 6~12 个月
   E. 12 个月以上

4. 有关新生儿病理性黄疸，以下不正确的是
   A. 生后 24 小时内出现黄疸
   B. 黄疸退而复现
   C. 足月儿黄疸持续 >2 周，早产儿黄疸持续 >4 周
   D. 血清胆红素 >205 μmol/L
   E. 血清结合胆红素 >17. 1 μmol/L

5. 新生儿胆红素代谢的特点中正确的是
   A. 红细胞寿命长
   B. 血中白蛋白含量高
   C. 葡萄糖醛酸转移酶活性高
   D. 肝脏排泄胆红素能力差
   E. 肠道葡萄糖醛酸苷酶活性低

6. 未明病原菌的新生儿脑膜炎治疗应选用
   A. 青霉素 + 庆大霉素
   B. 青霉素 + 氯霉素
   C. 异烟肼 + 链霉素
   D. 两性霉素 B
   E. 头孢曲松钠

7. 性发育异常的早现称为性早熟，是指女孩性发育出现在
   A. 7 岁以前   B. 8 岁以前
   C. 9 岁以前   D. 10 岁以前
   E. 11 岁以前

8. 诊断儿童苯丙酮尿症最常用的筛选方法是
   A. 血清苯丙氨酸浓度测定
   B. Guthrie 试验
   C. 尿三氯化铁试验
   D. 氨基酸层析法
   E. 苯丙氨酸耐量试验

9. 肝豆状核变性患儿的主要治疗原则是
   A. 限制吃食含铜高的食物
   B. 应用青霉胺
   C. 减少铜的摄入和增加铜的排出
   D. 应用锌剂
   E. 肝移植

10. 溃疡性结肠炎的主要症状是
    A. 腹泻伴黏液脓血便
    B. 腹痛
    C. 肛周脓肿
    D. 发热
    E. 关节炎

11. 诊断气管异物最主要的依据是

A. 异物吸入史   B. 咳嗽

C. 呼吸困难   D. 肺部听诊

E. X 线表现

12. 左向右分流型先心病最常见的并发症为

    A. 细菌性心内膜炎

    B. 脑血栓

    C. 脑脓肿

    D. 肺炎

    E. 心力衰竭

13. 诊断溶血性贫血最可靠的指标是

    A. 红细胞体积增高

    B. 血清铁蛋白降低

    C. 尿胆红素增加

    D. 尿含铁血黄素阴性

    E. 红细胞寿命缩短

14. 关于营养性缺铁性贫血的铁剂治疗，正确的是

    A. Fe^{3+} 比 Fe^{2+} 更容易吸收

    B. 加大口服铁剂量，可增加铁的吸收

    C. 首先考虑注射铁剂

    D. 用药至血红蛋白恢复正常后停药

    E. 用药至血红蛋白达正常水平后 2 个月左右再停药

15. 儿童神经系统的发育中不正确的是

    A. 3 岁时神经细胞分化已基本完成

    B. 4 岁时神经纤维髓鞘化完成

    C. 4 岁时脊髓上移至第 1 腰椎

    D. 新生儿和婴儿肌腱反射较强

    E. 3 ~ 4 个月前肌张力较高

16. 有明显精神神经症状的营养性巨幼细胞贫血应选择以下哪项治疗措施

    A. 叶酸

    B. 铁剂

    C. 维生素 B_{12}

    D. 铁剂加维生素 C

    E. 神经营养药

17. 神经纤维瘤病的遗传方式为

    A. 常染色体显性遗传

    B. 常染色体隐性遗传

    C. X – 连锁显性遗传

    D. X – 连锁隐性遗传

    E. 线粒体遗传

18. 儿童多动综合征（ADHD）的核心症状是

    A. 注意缺陷、学习困难

    B. 多动和情绪问题

    C. 智力差和注意缺陷

    D. 注意缺陷、多动和冲动

    E. 冲动、多动和学习困难

19. 流行性脑脊髓膜炎败血症期，主要而显著的体征是

    A. 休克症状   B. 脑膜刺激征

    C. 唇周单纯疱疹   D. 病理反射

    E. 皮肤瘀点、瘀斑

20. 男婴，6 个月，出生体重 3.0kg，生后人工喂养。近 3 个月来反复腹泻，精神反应差，老人貌，现体重 3.5kg，身长 65cm，腹部皮下脂肪消失，皮肤干燥，轻度水肿，心、肺检查无异常，肝、脾不大。该患儿最可能的诊断是

    A. 重度营养不良水肿型

    B. 重度营养不良混合型

    C. 中度营养不良水肿型

    D. 重度营养不良消瘦型

    E. 中度营养不良消瘦型

21. 患儿女，7 天，生产史无异常，母乳喂养。近 2 日来哭声低弱，不吃奶，黄疸加深。体检：高热，面色发灰，脐部有脓性分泌物。血清总胆红素 221μmol/L，直接胆红素 171μmol/L，血培养阳性。引起黄疸的原因是

A. 母乳性黄疸

B. 新生儿肝炎

C. 新生儿败血症

D. 新生儿 ABO 溶血病

E. 新生儿 Rh 溶血病

22. 患儿，女，8 岁，已诊断 Graves 病，应采用的治疗措施是

    A. 普萘洛尔   B. 甲巯咪唑

    C. ^{131}I 治疗   D. 手术切除

    E. 以上同时使用

23. 患儿，10 个月，出生后反复呼吸道感染，2 天前发热、咳嗽、气促、烦躁不安，呼吸 60 次/分，脉搏 168 次/分，唇周发绀，胸骨左缘 3 ~ 4 肋间有 3/6 级收缩期杂音，P_2 亢进，双肺可闻固定细湿啰音，肝右肋下 3.5cm。最可能的诊断是

    A. 动脉导管未闭合并急性支气管肺炎

    B. 室间隔缺损合并急性支气管肺炎、充血性心力衰竭

    C. 室间隔缺损合并感染性心内膜炎

    D. 房间隔缺损合并急性支气管肺炎

    E. 室间隔缺损合并急性支气管肺炎

24. 患儿 4 岁，胸骨左缘第 3、4 肋间听到响亮而粗糙的收缩期杂音，应考虑可能的诊断为

    A. 肺动脉瓣狭窄

    B. 主动脉瓣狭窄

    C. 二尖瓣关闭不全

    D. 动脉导管未闭

    E. 室间隔缺损

25. 出生 8 天的新生儿，体重 3.2kg，生后即口唇发绀，呼吸困难，心率 120 次/分，无杂音，未闻及肺部啰音，肝在肋下 2.5cm。胸片未见肺炎。心电图：右室高电压。怀疑有先天性心脏病。最可能的诊断是

    A. 房间隔缺损   B. 室间隔缺损

    C. 右位心   D. 肺动脉狭窄

    E. 动脉导管未闭

二、多选题：每道试题由 1 个题干和 5 个备选答案组成，题干在前，选项在后。选项 A、B、C、D、E 中至少有 2 个正确答案。

26. 网织红细胞计数增多提示哪种贫血可能

    A. 溶血性贫血

    B. 再生障碍性贫血

    C. 营养性贫血

    D. 失血性贫血

    E. 生理性贫血

27. 下运动神经元病变时可见到的体征是

    A. Babinski 征阳性

    B. 肌张力降低

    C. 肌张力升高

    D. 腱反射消失

    E. 腱反射亢进

28. 急性肾炎合并急性肾功能不全时的临床表现为

    A. 氮质血症   B. 高钾血症

    C. 低钠血症   D. 代谢性酸中毒

    E. 严重少尿或无尿

29. 关于前图的叙述，以下选项中正确的是

    A. 可作为衡量颅骨发育的指标

    B. 为顶骨和额骨边缘形成的菱形间隙

    C. 为顶骨与枕骨边缘形成的三角形间隙

    D. 在 1 ~ 1.5 岁时闭合

    E. 过早闭合见于小头畸形

30. 患儿男，1 岁。方颅、肋膈沟和"O"形腿。查体：血钙稍低，血磷降低，X 线示干骺端临时钙化带呈毛刷样，考

虑其诊断除了

A. 营养不良

B. 维生素 D 缺乏性佝偻病

C. 维生素 D 缺乏性手足搐搦症

D. 家族性低磷酸血症佝偻病

E. 软骨营养不良

31. 新生儿维生素 K 缺乏的原因

A. 肝脏储存量低

B. 合成不足

C. 抗惊厥药抑制维生素 K 合成

D. 初生母乳量不足

E. 肝胆疾病、先天性胆道闭锁时，影响维生素 K 的吸收

32. 对迁延性和慢性腹泻的治疗，下列哪项是错误的

A. 及时足量、足疗程使用抗生素进行病原治疗

B. 因消化能力低，禁食时间要长，这样有利于消化功能的恢复

C. 消化酶分泌不足，最好长期选用脱脂奶

D. 寻找并解除病程迁延的原因

E. 调整饮食，以防止和纠正营养不良

33. 急性上呼吸道感染直接蔓延会引起哪种疾病

A. 支气管炎　　　B. 咽后壁脓肿

C. 肺炎　　　　　D. 风湿热

E. 中耳炎

34. 动脉导管未闭 X 线检查可表现为

A. 肺动脉高压时，远端肺野肺小动脉狭小

B. 动脉导管细的患儿心血管影可正常

C. 大分流量的患儿心胸比增大，左心室及左心房增大

D. 肺血增多，肺动脉段突出，肺门血管影增粗，透视下可见搏动

E. 肺动脉高压时，肺门处肺动脉总干

及其分支扩大，而远端肺野肺小动脉狭小

35. 关于红细胞生成缺铁期（IDE），以下叙述正确的是

A. 体内储铁进一步耗竭

B. 红细胞生成所需的铁不足

C. 血清铁蛋白值降低

D. 红细胞游离原卟啉值增高

E. 血红蛋白量减少

36. 癫痫药物治疗的用药原则，以下选项正确的是

A. 若对药物有过敏反应、皮疹、发热，应立即停药

B. 应从小剂量开始逐渐增加剂量

C. 药物无效时应立即停药而改为其他抗癫痫药

D. 根据癫痫发作类型选用有效抗癫痫药物

E. 若药物效果不理想，可加用第二种抗癫痫药物合并用药

37. 以下选项属于急性共济失调常见体征的是

A. 跟膝胫试验阳性

B. 咽反射减弱或消失

C. 肌张力低下

D. 意向性震颤

E. 闭目难立征阳性

38. 孤独症的临床表现包括

A. 行为刻板

B. 仅仅用手势与人交流

C. 语言发育障碍

D. 社会交往障碍

E. 兴趣范围狭窄

39. 关于急性风湿热合并心衰的治疗，下列选项中正确的是

A. 吸氧、低盐饮食

B. 大剂量激素

C. 应用呋塞米

D. 给予足量洋地黄制剂

E. 维持电解质平衡

40. 下列选项中不属于多发性大动脉炎典型临床表现的是

A. 高血压

B. 心脏杂音

C. 下肢水肿

D. 上下肢收缩压差＜50mmHg

E. 皮肤结节

41. 以下有关结节性脂膜炎的皮肤结节活检分期和特征，正确的是

A. 急性期，有大量泡沫细胞；吞噬期，有脂肪细胞变性伴中性粒细胞、淋巴细胞和组织细胞的浸润；纤维化期，有炎症反应明显

B. 急性期，有脂肪细胞变性伴中性粒细胞、淋巴细胞和组织细胞的浸润；吞噬期，有大量泡沫细胞；纤维化期，有炎症反应消失，纤维组织形成

C. 急性期，有脂肪组织坏死；吞噬期，有皮下淋巴结增生；纤维化期，有大量新生血管形成

D. 急性期，有大量巨噬细胞浸润；吞噬期，泡沫细胞大量减少或消失；纤维化期，被成纤维细胞取代，炎症反应消失

E. 急性期，有皮肤溃疡和坏死；吞噬期，有出血和渗出；纤维化期，有瘢痕形成

42. 先天性肾上腺皮质增生症（CAH）的类型包括

A. 17α - 羟化酶缺乏型

B. 3β - 羟类固醇脱氢酶缺乏症

C. 21 - 羟化酶缺乏症

D. 11β - 羟化酶缺乏症

E. 醛固酮合成酶缺乏

43. 关于原发型肺结核，以下叙述正确的是

A. 非常容易形成原发空洞

B. 有淋巴和血行播散倾向

C. 经过及时诊断、治疗，恢复顺利，不留痕迹

D. 原发结核播散病灶可隐匿终身

E. 不会扩散引起结核性脑膜炎

44. 小儿典型水痘的特点是

A. 潜伏期为 10～21 天

B. 皮疹呈向心性分布

C. 疱液中央凹陷，2～3 天左右迅速结痂从中心干缩而结痂

D. 皮疹结痂后容易留下瘢痕

E. 黏膜皮疹易破溃形成浅溃疡

45. 下列关于衣原体感染的说法，正确的是

A. 引起人类感染的常见衣原体有沙眼衣原体、鹦鹉热衣原体、肺炎衣原体

B. 鸟类是人类感染鹦鹉热衣原体的传染源

C. 人是肺炎衣原体唯一的宿主

D. 鹦鹉热衣原体的潜伏期一般为 21 天

E. 衣原体是一类在真核细胞内专营寄生生活的微生物，其对理化因素的抵抗力不强，对热较敏感，一般消毒剂、脂溶剂和去污剂可在几分钟内破坏其活性

46. 过敏症的常见食物类病因有

A. 花生　　　　B. 蛋清

C. 蜂毒　　　　D. 牛奶

E. 淀粉

47. 急性肝衰竭患儿在止血时可采用
    A. 雷尼替丁　　　B. 奥美拉唑
    C. 维生素 K　　　D. 肝素
    E. 库存血

48. 气管插管拔管的指征有
    A. 感染基本控制
    B. 患儿有一定的自主呼吸能力，吸气肌力量足以克服气道和胸肺的阻力
    C. 有一定的储备肺功能
    D. 经鼻导管低流量吸氧的情况下，动脉血常规基本正常
    E. 能自主有力地咳嗽，咳痰，食物反流误吸的危险性不高

三、共用题干单选题：以叙述一个以单一患者或家庭为中心的临床情景，提出 2~6 个相互独立的问题，问题可随病情的发展逐步增加部分新信息，每个问题只有 1 个正确答案，以考查临床综合能力。答题过程是不可逆的，即进入下一问后不能再返回修改所有前面的答案。

(49~52 题共用题干)

患儿 12 天女婴，足月顺产，母乳喂养，生后第 3 天出现黄疸。近 2 天皮肤黄染加深，拒奶，查体：发现面色灰暗、易激惹、前囟张力稍高、四肢稍凉、脐部红肿、有脓性分泌物，肝肋下 3cm，肛温 34.5℃。

49. 该患儿最可能的诊断是
    A. 新生儿脐炎，生理性黄疸
    B. 新生儿脐炎，母乳性黄疸
    C. 新生儿脐炎，新生儿肝炎
    D. 新生儿脐炎，新生儿溶血病
    E. 新生儿脐炎，新生儿败血症

50. 以下检查对明确诊断最重要的是
    A. 血 ALT 测定
    B. 查母婴血型

C. 血常规和血小板
D. 血培养
E. 查尿中巨细胞病毒

51. 该患儿最可能的并发症是
    A. 脑膜炎　　　B. 核黄疸
    C. 肝硬化　　　D. 骨髓炎
    E. 腹膜炎

52. 本病最基本的治疗措施是
    A. 蓝光照射
    B. 脐部护理
    C. 选用敏感抗生素口服
    D. 选用敏感抗生素静脉注射
    E. 注射高渗液体

(53~55 题共用题干)

早产儿胎龄 32 周，出生体重 1700g，出生后 5 小时出现进行性呼吸困难，入院时呼吸不规则，经皮氧饱和度为 75%。

53. 该患儿最可能的诊断为
    A. 湿肺
    B. 衣原体肺炎
    C. 胎粪吸入综合征
    D. 新生儿肺透明膜病
    E. 持续性肺动脉高压

54. 为初步诊断，应先做哪一项检查
    A. 血常规
    B. 血气分析
    C. 胸部 X 线检查
    D. 心脏超声检查
    E. 查卵磷脂/鞘磷脂（L/S）比值

55. 应先进行哪一项紧急治疗
    A. 纠正酸中毒
    B. 关闭动脉导管
    C. 抗生素的使用
    D. 气管插管，机械通气
    E. 肺表面活性物质的应用

（56～58 题共用题干）

患儿女，2 岁。自幼牛乳喂养，未按要求添加辅食，有时腹泻，逐渐消瘦。查体：身高 80cm，体重 7000g，皮下脂肪减少，腹壁皮下脂肪厚度 <0.4cm，皮肤干燥、苍白，肌张力明显减低，肌肉松弛，脉搏缓慢，心音较低钝。

56. 该患儿目前最可能的主要诊断应是
    A. 营养性缺铁性贫血
    B. 先天性甲状腺功能减退症
    C. 营养不良
    D. 婴幼儿腹泻
    E. 心功能不全

57. 该患儿清晨突然面色苍白、神志不清、体温不升、呼吸暂停。首先应考虑的原因是
    A. 急性心力衰竭
    B. 低钾血症引起的呼吸肌麻痹
    C. 重度脱水伴休克
    D. 低钙血症引起的喉痉挛
    E. 自发性低血糖

58. 该情况下，除立即给氧外，首先应采取的紧急抢救措施为
    A. 给予呼吸兴奋剂
    B. 输液纠正脱水
    C. 立即测血糖，静脉注射高渗葡萄糖
    D. 立即测血钙，补充钙剂
    E. 立即给强心剂治疗

（59～61 题共用题干）

患儿女，10 岁，喘憋 4h 就诊，不能平卧，呼吸不规则，难以说话。查体：意识模糊，三凹征（＋），口唇发绀，双肺呼吸音极低，双肺未闻明显干湿啰音，既往有支气管哮喘病史。

59. 该患儿按支气管哮喘急性发作病情严重度分级属于
    A. 轻度
    B. 中度

C. 重度
D. 危重度
E. 其他

60. 关于该患儿的叙述不正确的是
    A. 最可能是支气管哮喘危重度发作
    B. 病情危重，需要吸氧，急查血气分析
    C. 需要立即抢救，行机械通气
    D. 烦躁不安时不能用镇静剂
    E. 喘鸣音不明显，病情轻、中度，对症治疗

61. 该患儿长期控制的首选药物是
    A. 吸入糖皮质激素
    B. 全身糖皮质激素
    C. 长效吸入 β_2 受体激动剂单独使用
    D. 抗胆碱药物
    E. 茶碱类药物

（62～63 题共用题干）

患儿男，11 岁，消瘦，近 2 个月食欲欠佳，自觉乏力，10 天前发热，最高 39℃，右侧胸痛，偶有咳嗽，不剧烈。查体：右下肺呼吸音低，叩浊，胸腔积液比重 1.020，蛋白 31g/L，李凡他试验（＋），红细胞计数 $6×10^9$/L，白细胞计数 $500×10^6$/L。

62. 最可能的诊断是
    A. 肺炎链球菌肺炎合并胸腔积液
    B. 葡萄球菌肺炎合并胸腔积液
    C. 结核性胸膜炎
    D. 腺病毒肺炎合并胸腔积液
    E. 肺炎支原体肺炎合并胸腔积液

63. 诊断价值最大的检查是
    A. 血常规
    B. C 反应蛋白
    C. 血培养抗体
    D. 肺炎支原体抗体
    E. PPD

（64～65 题共用题干）

患儿男，4 岁，诉夜间肛周瘙痒 3 天，

伴腹泻、呕吐。查体：体温正常，神志清楚，肛周皮肤发红，可见1cm长白色棉线样物，余未见明显异常。

64. 患儿可能的诊断为
　　A. 肛周湿疹　　　　B. 钩虫病
　　C. 鞭虫病　　　　　D. 尿道炎
　　E. 蛲虫病

65. 该病的主要治疗措施是
　　A. 不需治疗，可自愈
　　B. 仅服用甲苯咪唑等常用驱虫药即可
　　C. 服用常用驱虫药或肛周涂蛲虫软膏，同时应避免重复感染
　　D. 服用抗生素
　　E. 服用抗病毒药物

四、案例分析题：每道案例分析题至少3~12问。每问的备选答案至少6个，最多12个，正确答案及错误答案的个数不定。考生每选对一个正确答案给1个得分点，选错一个扣1个得分点，直至扣至本问得分为0，即不含得负分。案例分析题的答题过程是不可逆的，即进入下一问后不能再返回修改所有前面的答案。

（66~70题共用题干）

患儿，女，8个月，因辅食添加不当开始腹泻2天入院。病后每天排水样便10余次，量较多，伴呕吐，吐出物味酸臭，1天来尿少，近8小时无尿。查体：精神萎靡，前囟明显凹陷，哭无泪，皮肤弹性差，肢端凉。

66. 估计该患儿的体液丢失量相当于体重的
　　A. 3~5%　　　　　B. 4~8%
　　C. 5~10%　　　　D. 6~12%
　　E. >10%　　　　　F. >15%

67. 目前应进行的检查项目包括
　　A. 急查血电解质　　B. 大便常规

　　C. 肾功能　　　　　D. CO_2CP 或 pH
　　E. 查尿酮体　　　　F. 腹部B超

68. 下列补钾方法中，正确的是
　　A. 输液后有尿即可开始补钾
　　B. 切忌将钾盐静脉推注
　　C. 全天静脉滴注时间不应少于8小时
　　D. 静脉输液中氯化钾浓度不得超过0.3%
　　E. 补充氯化钾总量每天0.6g/kg
　　F. 静脉补钾后继续口服氯化钾4~6天

69. 抗生素治疗1周。查体发现口腔颊黏膜上有白色乳凝块样物，不易拭去，诊断为鹅口疮。下列关于鹅口疮的正确描述包括
　　A. 多见于新生儿及幼婴
　　B. 由白色念珠菌引起
　　C. 应加强抗感染治疗
　　D. 诊断必须取白膜在显微镜下找到真菌和孢子
　　E. 局部可用1%龙胆紫溶液或制霉菌素治疗
　　F. 多见于长期使用广谱抗生素或肾上腺皮质激素者

70. 鹅口疮的预防措施包括
　　A. 产妇有阴道霉菌病的要积极治疗切断传染途径
　　B. 婴幼儿进食的餐具清洗干净后再蒸10~15分钟
　　C. 哺乳期的母亲在喂奶前应用温水清洗乳晕
　　D. 对于婴幼儿的被褥和玩具要定期拆洗晾晒
　　E. 幼儿的洗漱用具尽量和家长的分开并定期消毒
　　F. 幼儿应经常性地进行一些户外活动以增加机体的抵抗力

(71~73题共用题干)

患儿女，6岁，2周前患"感冒"，近3天胸闷心悸就诊。查体：心率132次/分，心音低钝，律齐，未闻及杂音。双肺未闻及啰音，肝脏肋下1cm。

71. 患儿可能的诊断是

    A. 支气管肺炎

    B. 病毒性心肌炎

    C. 感染性心内膜炎

    D. 室间隔缺损

    E. 房间隔缺损

    F. 川崎病

72. 该患儿需要进一步进行的检查是

    A. 血培养   B. 心肌酶谱

    C. 超声心动图   D. 心电图

    E. 血气分析   F. 心导管检查

73. 该患儿应给予的治疗是

    A. 泼尼松   B. 阿司匹林

    C. 抗生素   D. 多巴胺

    E. 维生素C   F. 辅酶Q10

(74~76题共用题干)

患儿男，9岁，主因"发热2周"入院。血常规示白细胞计数 30×10^9/L，淋巴细胞百分比0.90，幼稚细胞0.05，血红蛋白65g/L，血小板计数 14×10^9/L。骨髓细胞学检查提示骨髓增生活跃，原始加幼稚淋巴细胞占90%。

74. 患儿体格检查应注意的阳性体征有

    A. 皮肤、结膜苍白

    B. 肝、脾、淋巴结肿大

    C. 睾丸肿大

    D. 皮肤出血点、瘀斑

    E. 发热

    F. 肌肉无力

    G. 关节疼痛

75. 若患儿出现两侧睾丸不等大，较大一侧睾丸质地坚韧，怀疑睾丸白血病，

需要进一步完善的检查为

    A. 睾丸超声

    B. 腹部平片

    C. 睾丸穿刺或活检

    D. 肝肾功

    E. 脑脊液检查

    F. 颅脑磁共振检查

76. 患儿诱导缓解期常用的化疗药物有

    A. 泼尼松   B. 长春新碱

    C. 门冬酰胺酶   D. 依托泊苷

    E. 柔红霉素   F. 阿司匹林

    G. 氨甲蝶呤

(77~79题共用题干)

患儿14岁，因"发热、腹痛3天"入院。查体：精神弱，贫血貌，浅表淋巴结未及肿大，肝脏轻度增大。血常规：白细胞计数 150.2×10^9/L，中性粒细胞百分比0.94，血红蛋白84g/L，血小板计数 34×10^9/L，可见大量幼稚细胞。骨髓检查提示原始细胞占84%，免疫分型提示CD13、CD33、MPO阳性。

77. 该患儿入院后需紧急进行的检查

    A. 自身抗体   B. 生化检查

    C. G-6-PD酶   D. 消化系统超声

    E. 眼底检查   F. 凝血功能

    G. 骨髓活检

78. 患儿可能会出现的并发症包括

    A. 高钾血症

    B. 低钙血症

    C. 弥散性血管内凝血

    D. 低磷血症

    E. 急性肾衰竭

    F. 血尿酸升高

    G. 高血钠

79. 以下有关该患儿的处理措施中，正确的措施有

    A. 泼尼松

B. 水化

C. 羟基脲

D. 别嘌醇

E. 鞘内注射化疗药物

F. 输注悬浮红细胞

G. 必要时进行血液滤过治疗

(80~82题共用题干)

患儿女，10岁。颈部淋巴结肿大3个月，发热2周。颈部淋巴结活检示：经典型混合细胞霍奇金淋巴瘤。增强CT和B超提示，颈部、肺部、纵隔和肝脾均有累及。骨髓活检示：可以见到"镜影细胞"。

80. 如患儿家属咨询，是否还要做PET-CT检查进行评估，以下恰当的是

A. 一定要做，否则无法治疗

B. PET-CT对于早期患儿（Ⅰ/Ⅱ期）检查可能意义更大，因为可能会使部分患儿免于放疗

C. 对于已经是晚期患儿（Ⅲ/Ⅳ期）意义相对较小，因为大多数患儿都需要接受

D. 经济因素每个家庭也应当适当考虑

E. 没有必要

F. 方案上没有规定，所以不需要做

G. 儿童医院没有PET-CT设备，如果做，需要转诊

81. 治疗开始前，有关化疗和放疗的远期并发症，以下正确的是

A. 卵巢早衰

B. 甲状腺功能减退症

C. 二次肿瘤

D. 发热伴粒细胞缺乏

E. 恶心、呕吐

F. 静脉炎

82. 患儿开始接受治疗，治疗过程顺利，1年后停药。以后定期随访无特殊情况。停药5年后，患儿因"颈部淋巴结肿

大1周，发热和结膜充血3天"，再次就诊。询问病史，最近有2位班级同学出现类似表现。查体：一般情况好，没有黄疸，双侧颈部淋巴结2cm×3cm，触痛不明显，咽炎明显，脸颊和上胸部有淡红色斑疹，心肺无殊，肝脏肋下未及，脾脏肋下2cm。腋下和腹股沟也可及数枚绿豆大小淋巴结，活动度大。此时，最合适的处理是

A. 淋巴结活检

B. 回家休息，防止外伤以免脾破裂

C. EBV检测

D. 阿昔洛韦静脉用药

E. 预约4周后复诊

F. 重新化疗

(83~87题共用题干)

患儿，男，3岁。尚不会独立行走，智力亦落后于同龄儿。

83. 可能的诊断包括

A. 先天性甲状腺功能减低症

B. 21-三体综合征

C. 苯丙酮尿症

D. 黏多糖病

E. 软骨发育不良

F. 脑发育不全

G. 佝偻病

84. 询问病史发现，患儿生后常便秘、腹胀、少哭。体检：36℃，四肢稍凉，皮肤粗糙，毛发枯黄、稀疏，心率72次/分，腹部膨隆脐疝。四肢粗短，唇厚，舌大。以下检查哪一项对诊断有帮助

A. 甲状腺^{131}I吸收率测定

B. 测血钙、磷、碱性磷酸酶

C. 腕部摄片测骨龄

D. 血清TSH

E. 染色体核型分析

F. 血清 T_3、T_4

85. 关于该患儿的辅助检查，不恰当的有
    A. $T_4\downarrow$，$TSH\uparrow\uparrow$，$T_3\downarrow$
    B. $T_4\downarrow$，$TSH\uparrow\uparrow$，T_3 正常
    C. TRH 刺激试验示 TSH 峰值出现时间缩短
    D. TRH 刺激试验示 TSH 未出现高峰
    E. 骨龄明显落后于实际年龄
    F. 此时行甲状腺核素检查对诊断已无价值

86. 经检查，确诊后，下列哪点处理正确
    A. 明确诊断后即应开始治疗
    B. 开始服用 5 ~ 10mg/d（甲状腺片）
    C. 绒毛膜促性腺激素
    D. 需长期应用碘剂治疗
    E. 应终身服用甲状腺片
    F. 服用甲状腺片每隔 2 ~ 4 周增加 5 ~ 10mg/d 至精神活泼、食欲好转、便秘消失而又无甲状腺功能亢进症时再用维持量

87. 下列说法正确的是
    A. 该患儿经治疗后可改善生长状况，但智能会受到严重损害
    B. 该患儿经治疗后智能亦会恢复到同龄儿水平
    C. 该病与呆小症的主要区别是智能低下
    D. 甲状腺激素是影响神经系统发育的最主要的激素
    E. 该患儿的病因为甲状腺发育不全
    F. 该病的主要特点是智能落后、生长发育迟缓、生理功能低下

（88 ~ 90 题共用题干）

患儿男，12 岁，水肿，大量蛋白尿 10 天，于外院诊断为原发性肾病综合征，尿蛋白（＋＋＋＋），红细胞 100 个/高倍视野，肾区无叩痛，双下肢凹陷性水肿。

88. 患儿肾活检的指征为
    A. 血尿伴蛋白尿诊断不清者
    B. 肾病激素治疗 8 周无效
    C. 肾功能急剧下降
    D. 不明原因的蛋白尿
    E. 继发性肾病
    F. 无症状性血尿

89. 肾活检的禁忌证有
    A. 明显出血倾向
    B. 孤立肾
    C. 肾动脉瘤
    D. 肾内肿瘤
    E. 严重高血压
    F. 多囊肾
    G. 肾钙化
    H. 抗凝治疗中

90. 肾穿刺并发症
    A. 血尿
    B. 肾周血肿
    C. 动 – 静脉瘘
    D. 肾脓肿
    E. 肾破裂
    F. 肾盏瘘
    G. 败血症

（91 ~ 93 题共用题干）

患儿男，5 个月，出生体重 2.7kg，现在体重 7kg，冬季出生，足月顺产，单纯牛乳喂养，今晨突然面肌、眼角及口角抽动约 1 分钟，抽后一般情况好。查体：体温 37℃，会笑，前囟平坦，颈无强直，面神经征可疑阳性，其余未见异常。

91. 首先想到的诊断及进一步检查为
    A. 中枢神经系统感染，做腰穿
    B. 败血症，做血培养
    C. 癫痫，做脑电图
    D. 低钙惊厥，查血钙
    E. 低血糖，查血糖
    F. 颅内出血，做头颅 CT

92. 佝偻病的最主要病因是
    A. 缺铁
    B. 缺乏维生素 D
    C. 甲状旁腺功能不全
    D. 缺钙
    E. 婴儿生长速度快

F. 早产

G. 多胎

H. 日光照射不足

93. 1岁以内佝偻病活动期患儿多见的骨骼系统改变有

A. 方颅   B. 出牙延迟

C. 胸廓畸形   D. 颅骨软化

E. 手镯、脚镯征   F. 下肢畸形

G. 囟门迟闭   H. 肋缘外翻

I. 夜间哭闹   J. 多汗

(94~96题共用题干)

患儿10个月，男孩，患儿生后6个月内生长发育好，近2个月呆滞，面黄。查体：体温36.8℃，精神可，皮肤黏膜苍白，舌炎，心肺未见异常，腹软，肝肋下1cm，脾肋下1cm。腱反射亢进，踝阵挛阳性。血常规：血红蛋白69g/L，红细胞1.6×10^{12}/L，血小板103×10^9/L，白细胞4.5×10^9/L，中性粒细胞15%，淋巴细胞80%，单核细胞5%，中性粒细胞有核右移。

94. 营养性混合性贫血的实验室特点为

A. 红细胞和血红蛋白平行降低

B. 红细胞大小悬殊，异形多见

C. 大红细胞有明显中空现象

D. 白细胞和血小板数常见减少

E. 骨髓改变不典型

F. 血清铁蛋白降低

G. 血清叶酸、维生素B_{12}含量升高

H. 血清铁升高

95. 营养性巨幼细胞贫血治疗包括

A. 维生素C   B. 铁剂

C. 抗感染   D. 叶酸

E. 维生素B_{12} F. 镇静剂

G. 保护胃黏膜   H. 必要时输血

96. 患儿主要表现为贫血，可能的诊断是

A. 营养性缺铁性贫血

B. 营养性巨幼细胞贫血

C. 营养性混合性贫血

D. 再生障碍性贫血

E. 骨髓异常增生综合征

F. 地中海贫血

G. 溶血性贫血

H. 生理性贫血

(97~100题共用题干)

患儿女，2岁，发热4天，体温39℃，患儿耳后、颈部、发际边缘有稀疏不规则红色斑丘疹，疹间皮肤正常，咽充血，扁桃体Ⅰ度肿大，心肺正常，腹平软，肝脾未触及。

97. 麻疹的辅助诊断是

A. 鼻分泌物、血和尿中分离出病毒

B. 血白细胞减少，淋巴细胞增多

C. 麻疹抗体

D. 鼻咽分泌物找到多核巨细胞

E. 尿中检测包涵体细胞

F. 早期测麻疹抗体效价

98. 麻疹患儿的综合处理包括

A. 加强护理

B. 卧床休息

C. 对症治疗

D. 治疗并发症

E. 继发感染给予抗生素

F. 切断传播途径

99. 麻疹的诊断依据是

A. 流行病学资料

B. 麻疹疫苗接种史

C. 皮疹的活检病理学检查

D. 典型的临床表现

E. 特异性实验室检查

F. 麻疹合并肺炎最多见

100. 麻疹的常见并发症是

A. 肺炎   B. 喉炎

C. 心肌炎   D. 营养不良

E. 结核病恶化   F. 麻疹脑炎

G. 结核性脑膜炎

高级卫生专业技术资格考试用书

儿科学全真模拟试卷与解析

（副主任医师/主任医师）

答案解析

主　编　李　冬
副主编　冀　红　张　莉
编　委　田聪亮　窦立平　郝晓冬　任之鹤　于琳琳
　　　　接　进　陈仁慧　宋　欢　马　爽　许　婧
　　　　冯春阳

中国健康传媒集团
中国医药科技出版社

目 录

全真模拟试卷（一）答案解析

一、单选题

1. B 根据人类生命周期中体格发育的特点，其中最快的时期是婴儿期。在婴儿期，人体各器官和系统都处于高速生长阶段，体重、身高、头围等多个指标都呈现出迅猛增长的趋势。正常儿童12个月时体重约为出生时的3倍（10kg），身长增长约25cm（75cm），头围约46cm。其他选项新生儿期、幼儿期、学龄前期以及学龄期所处的阶段，虽然也具有一定的生长发育特点，但相对于婴儿期而言，其生长速度较慢，因此不能被认为是体格发育最快的时期。

2. A 根据药品说明书推荐的儿童剂量按儿童体重计算，此方法方便、实用，是临床常用的基本计算方法。

3. D 营养性维生素D缺乏性佝偻病分为四期：初期、活动期、恢复期和后遗症期。易激惹、烦躁、枕秃，血钙、血磷降低，是初期的临床表现。颅骨软化、方颅是活动期的临床表现。后遗症期无任何临床症状，血生化及骨骼X线检查正常，仅残留不同程度的骨骼畸形。

4. A 新生儿败血症最常见的感染途径是产后脐部感染（选项A）。新生儿是由于免疫系统未完全发育而易受感染的人群之一。其中，败血症是新生儿最常见的严重感染之一，若不及时治疗甚至会危及生命。新生儿败血症的病原体多种多样，细菌、真菌和病毒均可引起该病。感染途径主要有以下几种：（1）产前羊水穿刺感染：若孕妇在分娩过程中需要进行羊水穿刺等操作，可能会使胎儿受到感染。（2）暖箱感染：暖箱是新生儿护理的必备设备，但若管理不当或清洁不够，则可能成为细菌滋生的温床。（3）产时产程延长：若分娩时间过长，胎儿会处于宫内缺氧状态，导致免疫力下降，易受感染。（4）皮肤毛囊炎感染：新生儿皮肤薄嫩，毛囊发育不完善，若在生活护理中未能及时消毒，则可能会导致细菌感染。（5）产后脐部感染：新生儿出生后，由于脐带断口处存在一定的创面，在日常生活中易受到污染和细菌感染。因此，从各种感染途径来看，产后脐部感染是新生儿败血症最常见的感染途径之一。

5. D 新生儿生理性黄疸与新生儿胆红素代谢特点有关，包括胆红素生成相对较多，肝细胞对胆红素的摄取能力不足，血浆白蛋白联结胆红素的能力差，胆红素排泄能力缺陷，肠-肝循环增加。因此60%足月儿和80%早产儿在生后第1周可出现肉眼可见的黄疸，与胆道排泄胆红素的能力低下无关。

6. B 性早熟是指女童在8岁以前，男童在9岁前呈现第二性征发育的异常性疾病。而体质性性早熟多在4~8岁之间出现，也有在婴儿期出现者，临床检验及检查并无明显异常变化。

7. C 先天性卵巢发育不全综合征又称为Turner综合征（TS），是由于细胞内X染色体缺失或结构发生改变所致，该病是人类唯一能生存的单体综合征。产前可以通过羊水细胞的细胞遗传学检查来确诊染色体异常导致的卵巢发育不全。包括核型分析、FISH和SNP阵列等多种检测方法。超声波检查（A选项）可以帮助评估胎儿生长发育情况，但对于先天性卵巢发育不全的诊断并不敏感或特异。X 线检查（B 选项）会增加胎儿暴露于辐射的风险，已经不再是首选的产前检查方法。母血甲胎蛋白测定（D 选项）可以用于产前筛查神经管缺陷等疾病，但不能用于先天性卵巢发育不全的诊断。抽取羊水进行 DNA 检查（E 选项）也可以用于遗传疾病的诊断，但染色体异常的检出率较低，不如染色体分析准确。

8. E 先天性卵巢发育不全症的目的在于提高患者的生长速率，改善成年身高。重组人生长激素对 TS 患儿身高改善有一定作用，明确诊断后每晚临睡前皮下注射 0.15U/kg。在青春期可用雌激素进行替代治疗，一般从 12 ~ 14 岁开始，由于性激素具有促进骨骺愈合、限制骨骼生长的作用，故在青春期前慎用。

9. C 肠套叠是指部分肠管及其肠系膜套入邻近肠腔所致的一种肠梗阻，是婴幼儿时期常见的急腹症之一，是 3 个月至 6 岁期间引起肠梗阻的最常见原因。

10. E 金属异物依靠 X 线诊断较容易，非金属异物有时难以鉴别，支气管镜检查可更直观明确诊断。支气管镜检查是确诊气管、支气管异物的最直接准确的方法。可直接明确诊断并了解异物大小、形态、性状及所处位置。

11. E 许多病毒都可以引起病毒性心肌炎，其中肠道病毒是最常见的病毒，尤其是柯萨奇病毒 B 组的 1 ~ 6 型多见。

12. E 烟碱样症状：交感神经兴奋引起，与烟碱中毒所引起症状相似。横纹肌兴奋表现为肌纤维、肌束震颤，甚至全身抽搐，严重者可转为抑制，出现肌无力；交感神经节兴奋，血管收缩，血压升高，心跳加快和心律失常，体温升高；但中毒严重时，因血管运动中枢麻痹使血压下降，

甚至休克。

13. E 5 个选项所述疾病都有血尿，但除了 IgA 肾病外，其余主要是以镜下血尿为常见。IgA 肾病是一种常见的肾小球疾病，其发病率在肾小球疾病中居首位。患者主要表现为反复出现的肉眼血尿、镜下血尿、蛋白尿等症状，其中肉眼血尿是其最常见的临床表现之一。

14. D 手术治疗是遗传性球形红细胞增多症最有效的治疗方法，脾切除后可明显延长红细胞寿命，显著改善贫血及黄疸症状，网织红细胞计数接近正常。

15. D 缺铁性贫血对粒细胞无影响。

16. D 肾脏受累表现多在后期出现。

17. A 脑水肿是缺氧缺血性脑病早期的主要病理改变，主要表现为脑容积增大，显微镜下神经细胞肿胀、排列紊乱。

18. A 单纯型热性惊厥表现为全面强直阵挛发作，持续时间小于 <15 分钟，24 小时内无复发，无异常神经系统体征。

19. A 皮肤咖啡牛奶斑是神经纤维瘤病 I 型的重要体征，出生时即可发现，为一些浅棕色（咖啡里混加牛奶的颜色）斑，大小不一，形状不一，与周围皮肤界限清楚，不突出体表，不脱屑，感觉无异常。除手掌、脚底和头皮外，躯体其他部位皮肤均可波及，在 10 岁以内可逐渐长大、增多。6 块以上直径 >5mm 的咖啡牛奶斑则有诊断价值。

20. A 该 11 岁女孩的身高增长速度与骨龄相符，且身高在父母身高之间，没有出现其他异常情况，因此可能的原因是正常生长。如果营养不良、先天卵巢发育不全或疾病等问题导致生长异常，常常伴随着身高增长缓慢、短期身高增长不良、智力发育受阻等表现，并且出现骨龄与年龄不符等症状；而遗传性矮小虽然也会导致身高较低，但通常具有家族史和遗传特

点。因此，根据描述，最可能的答案是 A，即正常生长。

21. D 患儿为女性，6 岁，伴有 8 天高热、咽痛、头痛、食欲缺乏等表现，全身浅表淋巴结肿大，且实验室检查显示外周血白细胞计数明显升高，其中淋巴细胞比例减少而异型淋巴细胞比例增高。这些表现均与传染性单核细胞增多症相符合，因此本病例临床诊断首先考虑是传染性单核细胞增多症。传染性单核细胞增多症是由 EB 病毒引起的一种急性呼吸道传染病。该病多见于青少年和青壮年，临床特点是发热、咽痛、淋巴结肿大等，外周血检查可见异型淋巴细胞增多。其他选项与该病的临床表现和实验室检查结果不符合。

22. B 新生儿生后 24 小时内出现黄疸，应首先考虑的诊断是新生儿溶血病。主要临床表现为新生儿黄疸出现早，多数在出生后 24～48 小时内出现皮肤明显黄染，并且迅速加重。

23. C 新生儿低血糖的发生与产程、胎龄、分娩方式、体重、母亲患病等多种因素有关。该新生儿出生后未及时进行喂养，仅给予白水喂养，容易引起新生儿低血糖。低血糖对新生儿大脑和神经系统的影响较大，可导致神经元变性、坏死、软化等病理改变，进而出现惊厥等症状。

24. D 服用抗甲状腺药物的最重要的不良反应是粒细胞减少症，患儿有抗甲状腺药物服用史，故考虑 D。

25. C 新生儿出生体重男 3.3kg，女 3.2kg。足月新生儿出生身长（高）平均为 50cm，该患儿出生体重、身长均低于平均值，最可能的诊断是宫内发育迟缓。体质性青春期发育延迟通常在 12～14 岁左右才会出现，并且存在第二性征发育受阻的情况。家族性身材矮小通常由遗传因素引起，但是不会导致骨龄偏低，且身高增长

速度较慢。甲状腺功能减退症通常伴随着身形肥胖、皮肤干燥、语言和智力发育异常等症状，而本题中未提到这些情况。

二、多选题

26. BD 胎儿期发育特点：（1）14 天：开始细胞分裂的受精卵称植入前胚胎。（2）8 周：胚胎植入后细胞、组织分化形成胚胎，胎儿器官基本形成，已可辨别性别，是胎儿发育关键期。（3）13～28 周：胎儿中期，组织、器官迅速生长，功能趋于成熟，但肺发育不成熟，若早产则存活率低。（4）29～40 周：脂肪、肌肉组织迅速增长，胎儿体重迅速增加。

27. ABCD 胎儿窘迫史，生后 1 分钟评分为 3 分，5 分钟评分为 6 分，提示婴儿可能存在缺氧及其他不良影响；生后 3 小时患儿表现出肌张力增高、呼吸暂停等异常症状。患儿的监测和检查应该比较全面，以便及早发现和处理任何潜在问题。低血糖是新生儿常见的代谢障碍之一，可能导致神经系统损伤、惊厥等并发症。新生儿缺钙是一种常见的代谢性疾病，严重时可能引起抽搐、呼吸衰竭等并发症。呼吸、心率、血压监测是监测新生儿生命体征的基本手段，有助于及时发现和处理窒息、心跳骤停等紧急情况。头颅超声检查可以检查新生儿颅内出血、脑水肿、脑积水等异常情况，对于避免脑损伤具有重要意义。血清总胆红素和结合胆红素只适用于对黄疸的监测，患儿无黄疸，暂不行胆红素测定，不属于首要的必需检查项目。

28. ABCDE 肾病综合征的并发症有感染、电解质紊乱和低血容量、血栓形成、急性肾衰竭、肾小管功能障碍。

29. ABCD 自出生到 1 周岁之前为婴儿期。此期生长发育极其旺盛，因此对营养的需求量相对较高。与此同时，各系统器官的生长发育虽然也在持续进行，但是

不够成熟完善，尤其是消化系统常常难以适应对大量食物的消化吸收，容易发生消化道功能紊乱。同时，婴儿体内来自母体的抗体逐渐减少，自身的免疫功能尚未成熟，抗感染能力较弱，易发生各种感染和传染性疾病。

30. ABDE 3~4 个月前的婴儿肌张力较高，凯尔尼格征可为阳性，2 岁以下儿童巴宾斯基（Babinski）征阳性亦可为生理现象。

31. ABCD 足月儿生后 2 周开始补充维生素 D 每日推荐摄入量 400U/d，早产儿、低出生体重儿、双胎儿生后 1 周开始补充维生素 D 800U/d，3 个月后改为预防量，均补充至 2 岁。

32. BCDE 蛋白质-能量营养不良的并发症：（1）营养性贫血：以小细胞低色素性贫血最为常见。贫血与缺乏铁、叶酸、维生素 B_{12}、蛋白质等造血原料有关。（2）多种维生素缺乏：以维生素 A 缺乏常见。营养不良时维生素 D 缺乏症状不明显，恢复期生长发育加快时可伴有维生素 D 缺乏。大部分患儿伴有锌缺乏。（3）感染：由于免疫功能低下，易患各种感染，加重营养不良，从而形成恶性循环。（4）自发性低血糖：患儿可突然表现为面色灰白、神志不清、脉搏减慢、呼吸暂停、体温不升但无抽搐，若不及时诊治，可致死亡。

33. ABDE 诊断小儿慢性胃炎适合做的检查：（1）胃镜检查为最有价值、安全、可靠的诊断手段。可直接观察胃黏膜病变及其程度，可见黏膜广泛充血、水肿、糜烂、出血，有时可见黏膜表面的黏液斑或反流的胆汁。（2）X 线钡餐造影多数胃炎病变在黏膜表层，钡餐造影难有阳性发现。（3）幽门螺杆菌检测：①胃黏膜组织切片染色与培养。②尿素酶试验。③血清学检测抗 Hp 抗体。④^{13}C 标记尿素呼吸试验。

34. ABDE 反复呼吸道感染判断条件（下表）。

反复呼吸道感染判断条件

年龄（岁）	反复上呼吸道感染（次/年）	反复下呼吸道感染（次/年）	
		反复气管、支气管炎	反复肺炎
0~2 岁	7	3	2
3~5 岁	6	2	2
6~14 岁	5	2	2

注：①2 次感染间隔时间至少 7 天以上。②若上呼吸道感染次数不够，可以将上、下呼吸道感染次数相加，反之则不能。但若反复感染是以下呼吸道为主，则应定义为反复下呼吸道感染。③确定次数需连续随访 1 年。④反复肺炎指 1 年内反复患肺炎≥2 次，肺炎须由肺部体征和影像学证实，2 次肺炎诊断期间肺炎体征和影像学改变应完全消失。

35. ABCDE 室性心动过速的心电图特征：（1）心室率 150~250 次/分，心律规则或略不规则；（2）QRS 波宽大畸形，时限增宽，T 波方向与 QRS 波主波方向相反；（3）P 波与 QRS 波之间无固定关系，形成室-房分离，心房率较心室率缓慢；（4）有时可见到室性融合波或心室夺获。

36. BCDE 红细胞葡萄糖-6-磷酸脱氢酶（G-6-PD）缺乏症是世界上最多见的红细胞酶病，本病有多种 G-6-PD 基因变异型，为不完全显性。伯氨喹啉型药物性溶血性贫血或蚕豆病，感染诱发的溶血，新生儿黄疸等。临床表现可分为慢性溶血型、蚕豆病、药物性溶血性贫血、新生儿溶血以及感染诱发的溶血。慢性溶血型即先天性非球形细胞性溶血性贫血，在无诱因情况下表现为慢性溶血。药物性溶血性贫血，服用具有氧化特性的药物后 1~3 天出现急性溶血表现，通常溶血程度与酶缺陷严重度及药物剂量有关。G-6-PD 缺乏是新生儿高胆红素血症的主要原因。

37. BCD 治疗失神发作的一线药物有：丙戊酸、乙琥胺、拉莫三嗪；可以考虑的药物：氯硝西泮、左乙拉西坦、托吡酯、唑尼沙胺；可能加重发作的药物：卡马西平、奥卡西平、苯妥英钠。

38. ABDE 瑞氏综合征大多不会出现高热，婴儿可出现发热；约一半患儿可出现肝脏轻、中度肿大，一般无黄疸；严重颅内高压时可出现脑膜刺激征，而该病颅内高压为常见症状；偶见心律失常。

39. ABC 风湿性环形红斑呈环形或半环形边界明显的淡色红斑，受热时明显，环内皮肤正常，边缘呈匐行性轻微隆起，直径约为2.5cm。见于躯干及四肢近端屈侧，不累及面部，呈一过性或时隐时现呈迁延性，此起彼伏，可持续数周。风湿热环形红斑的出现通常与其他症状如发热、关节疼痛、心脏炎症等同时出现。

40. ABCD 幼年特发性关节炎类风湿因子（RF）阳性率低，仅见年龄较大、起病较晚、多关节受累并有骨质破坏的患儿。

41. ABDE 小儿结节性多动脉炎是一种自身免疫性血管炎，可侵犯多个器官和组织。主要表现为皮肤、肾脏、胃肠道、神经系统、心血管系统和呼吸系统等多个方面的症状。C选项中提到的胆囊炎虽然在胆囊动脉受累时可能发生，但并不是该病的常见表现之一，因此排除C。

42. ABD 所有甲状腺功能亢进症患儿都有甲状腺肿大，肿大程度不一，一般为左、右对称，质地柔软，表面光滑，边界清楚，可随吞咽动做上、下移动。在肿大的甲状腺上有时可听到收缩期杂音或者扪及震颤。结节性肿大者可扪及大小不一、质硬、单个或多个结节。有时患者表现有颈部不适、压迫感和吞咽困难。

43. BCDE 单基因遗传性疾病是指由单个基因突变所致的遗传性疾病，每种单基因病均源自相关基因的突变。红绿色盲、血友病甲、肾性尿崩症、苯丙酮尿症都属于单基因病。

44. ACD 胸痛伴咯血可见于肺梗死、肺结核、支气管扩张。支气管扩张患者常表现为反复发作的咳嗽、咳痰、呼吸困难、胸痛等症状，严重时可出现大量咯血。肺结核患者常表现为久咳不愈、午后低热、盗汗、体重下降等症状，当病情加重时可出现胸痛和咯血。肺梗死患者常表现为突发胸痛、气急、咳嗽等症状，严重时可出现咯血。大叶性肺炎常表现为高热、咳嗽、咳痰等感染相关症状，而气胸则表现为突然的胸痛和呼吸困难。

45. BCDE 流行性腮腺炎为自限性疾病，主要为对症治疗。注意保持口腔清洁，清淡饮食，忌酸性食物，多饮水。对高热、头痛和并发睾丸炎者可给予解热止痛药物。睾丸肿痛时可用丁字带托起。中药治疗多用清热解毒、软坚消痛方法。发病早期可使用利巴韦林10~15mg/（kg·d）。对重症患者可短期使用肾上腺皮质激素治疗，疗程3~5天。

46. ACDE HBsAg是HBV感染的标志，高滴度提示有病毒复制，抗-HBs为保护性中和抗体。HBeAg是病毒复制的标志，抗-HBe出现表明病毒复制停止，见于急性感染恢复期。慢性感染非复制期，不具有保护性。抗-HBc高滴度表示病毒复制，低滴度提示既往感染。

47. BCE 根据题干提供的信息，血清病是由异种血清或外来抗原引起的Ⅲ型变态反应，而血清病样反应更常见于儿童。引起血清病的血清制剂主要有破伤风抗毒素、白喉抗毒素、各种蛇毒抗毒素以及抗淋巴细胞球蛋白（ATG）等。引起血清病的药物主要为青霉素、链霉素、磺胺类、水杨酸盐、保泰松、苯妥英钠以及右旋糖酐等大分子药物。因此，本题中 A 选项左氧氟沙星与血清病无关，不是正确答案。D 选项进口乳制品也与血清病无关，不是正确答案。

48. ABC 微血栓形成是 DIC 的基本和特异性病理变化。其发生部位广泛，多见于肺、肾、脑、肝、心、肾上腺、胃肠道及皮肤、黏膜等部位。高凝状态为 DIC 的早期改变，肝素可以抑制微血栓形成。

三、共用题干单选题

49. E 出生体重 3.4kg，3 个月体重应约为 5.2kg。

50. D 3 个月婴儿体格检查时，大运动发育方面应该能够卧位时以肘支撑上半身，抬起头。这是一个重要的发育阶段，也是宝宝从无力到逐渐能够控制头部的过程。其他选项的描述都与 3 个月宝宝的正常发育不符。例如，A 选项通常出现在 1～2 个月龄的宝宝中，B 选项常见于发育异常的宝宝中，C 选项可能是因为肌张力不足导致的，E 选项则是 4 个月甚至更晚期才会表现出来的能力。

51. A 正常情况下，3 个月的婴儿处于语言习得的初期阶段，通常会通过模仿发出一些"咿呀"声、"叽咕"声等非语言化音。这种语言表达方式是婴儿进行语言学习和探索的重要方式，也是发展语言能力的基础。因此，本题的答案为 A，即"咿呀"发音。其他选项中，B 和 C 所描述的语言表达水平过高；D 和 E 所描述的内容并不属于语言方面的表现。

52. E 该患儿脐部分泌物，有感染史，体温不升、不吃、不哭，皮肤黄染，肝大，血白细胞计数较高，首先考虑新生儿败血症。

53. E 患儿前囟张力高，有感染表现，应行血培养 + 脑脊液检查。

54. E 考虑到该患儿的血培养为大肠埃希菌，因此应选用对该细菌敏感的有效抗生素进行治疗。根据药敏试验结果，氨苄西林 + 头孢噻肟是一种较常用的治疗大肠杆菌感染的联合用药方案，治疗首选青霉素 + 三代头孢。

55. D 该患儿母亲用未经消毒的小刀断脐，导致破伤风杆菌从脐部侵入导致感染，引起新生儿破伤风。

56. C 新生儿破伤风早期症状为哭闹、张口困难、吸吮困难，如用压舌板压舌时，用力越大，张口越困难，压舌板反被咬得越紧，称为压舌板试验阳性，有助于早期诊断。

57. A 由于该患儿出生时未进行无菌操作，可能导致脐部感染，红霉素主要用于肺炎、支原体感染等；万古霉素主要用于结核病、麻风病等；亚胺培南 - 西司他丁主要用于复杂性泌尿系统感染、腹腔内感染等；SMZ 主要用于治疗泌尿系统感染、呼吸道感染等。

58. D 控制痉挛是治疗成功的关键。地西泮首选，缓慢静脉注射，5 分钟内即可达有效浓度。但半衰期短，不适合做维持治疗。痉挛短暂停止后立即留置胃管，地西泮改用口服制剂，由胃管注入。苯巴比妥钠是治疗新生儿其他惊厥的首选药，但用于破伤风，难以很好地控制痉挛，可与地西泮交替使用。

59. D 患儿 8 个月，病程中有呕吐、哭闹，而无腹泻，粪便检查提示白细胞、红细胞增多，且吞噬细胞正常，进一步考虑肠套叠的可能性大。因此该患儿最可能的诊断是肠套叠。

60. C 腹部平片为最直观的辅助检查。在套叠部位横断扫描可见"同心圆"或"靶环状"肿块图像，纵断扫描可见"套筒征"。

61. E 急性肠套叠是一种危及生命的

急症，其复位是紧急的治疗措施，一旦确诊需立即进行复位。

62. C 根据患儿体征可诊断为营养不良，现患儿出现突然面色苍白、神志模糊，唤之无反应，呼吸间有暂停，脉搏60次/分，应首先考虑自发性低血糖。

63. B 考虑自发性低血糖，首先应测血糖以确定诊断，然后给予高糖纠正低血糖。

64. C 流行性腮腺炎并发胰腺炎，常发生在腮腺肿大数日后，表现为上腹剧痛和触痛，伴发热、寒战、恶心、反复呕吐等。

65. D 单纯腮腺炎即可引起血尿淀粉酶升高，因此淀粉酶升高不能作为诊断胰腺炎的证据，需做血清脂肪酶检查。

四、案例分析题

66. ABCDEF 患儿入院应做如下的辅助检查：血常规可了解炎症指标和贫血情况。腹部B超可确定胆道、肝脏、胰腺等器官是否异常，并排除肠套叠等肠道问题。血细菌培养有助于确定是否存在细菌感染。全身皮肤黄染提示可能为高胆红素血症，需检测血清胆红素水平。上消化道造影可以帮助诊断胆道和肠道等器官是否存在梗阻等问题。立位腹平片可以初步了解肠道积气程度。因此，答案为ABCDEF，需要进行全面的辅助检查以明确诊断。

67. ABD 根据患儿的临床表现进行分析，目前的诊断可能是ABD几种情况。

68. ABCDEF 对于患儿出现腹胀伴间断呕吐，需要进行鉴别诊断的疾病包括：①肠套叠可能导致腹部疼痛、呕吐、便秘或腹泻等症状，需要进一步检查以排除。②先天性巨结肠可以引起肠道功能障碍、腹胀、呕吐等症状，需注意排除。③贲门迟缓症可以导致婴儿吃奶后呕吐、体重下降等症状，也应列入鉴别诊断。④消化性

溃疡可导致上腹部痛、恶心、呕吐等症状，但在新生儿中较为罕见。⑤胎粪综合征患者出现腹胀、呕吐等症状，可能与肠道内胎粪堆积有关，需要进行相关检查以确诊。⑥先天性肥厚性幽门狭窄可能导致幽门狭窄、呕吐、喂养困难等症状。因此，需要进行全面的鉴别诊断，答案为ABCDEF。

69. ABCDF 早产儿肠道的消化、吸收和排泄等功能尚未成熟，容易引起肠道问题，如肠绞痛、肠套叠、小肠坏死等。肠黏膜缺氧缺血可能导致肠道组织坏死、穿孔等严重后果，也是急性出血坏死性小肠炎的常见原因之一。过多或过浓的营养液会对肠道造成刺激，使肠道黏膜受损，从而影响消化吸收，甚至引起肠道炎等问题。肠道感染可以引起急性出血坏死性小肠炎等疾病。肠道细菌过度繁殖造成肠胀气可能会导致肠道腹胀、腹泻等症状，增加肠道压力，并引发其他肠道问题。病理性黄疸与急性出血坏死性小肠炎无直接关系。因此，答案为ABCDF。

70. ABCDF 病理性黄疸特点为：①生后24小时内出现黄疸；②血清总胆红素值已达到相应日龄及相应危险因素下的光疗干预标准，或每日上升超过85μmol/L，或每小时>0.85μmol/L；③黄疸持续时间长，足月儿>2周，早产儿>4周；④黄疸退而复现；⑤血清结合胆红素>34μmol/L。具备其中任何一项者即可诊断为病理性黄疸

71. ABCDEF 根据患儿的临床表现，可能存在肾脏疾病。因此，在住院后，需要对患者进行一系列检查以确定病因。具体来说，应该进行以下检查：胸片，用于排除肺部感染或其他异常情况；肾活组织检查，可以确定肾小球肾炎等病变；补体C3是一个评估肾小球滤过功能的指标；血电解质和肾功能，以评估肾脏功能和水、

电解质平衡；监测血脂以了解高血压、动脉硬化等风险因素；进行血浆蛋白和 24 小时尿蛋白定量，可以评估肾脏损害的程度和进展情况。因此，答案为 ABCDEF。

72. ABCDE 患儿的主要症状为少尿、浮肿，并伴有发热和咳嗽，尿蛋白（+++），因此需要鉴别出可能引起这些症状的不同疾病。常见的肾小球肾炎病因较多，主要包括继发于感染的急性肾小球肾炎、SLE 性肾炎、过敏性紫癜性肾炎、乙型肝炎病毒相关性肾炎、药源性肾炎等。隐匿性肾小球肾炎一般是由肾小球内膜免疫复合物沉积引起的隐匿性疾病，临床表现不如其他几种肾小球肾炎明显。因此，在对该患者进行疾病鉴别时，需要考虑以上列出的各种可能性，故答案为 ABCDE。

73. ACE 根据患儿的临床表现和检查结果，目前的诊断可能是电解质紊乱、上呼吸道感染以及单纯性肾病。尿蛋白定量高，血浆白蛋白下降、胆固醇升高以及低钠血症等表明存在肾损害。由于肾活组织检查显示微小病变型，因此可以排除急性肾小球肾炎。同时，胸片未见异常，也可以排除泌尿系统感染。因此，答案为 ACE。需要进一步进行相关检查和观察以明确诊断。

74. ABCF 对于该患者，应采取的治疗措施为注意休息、给予优质蛋白饮食以及单用糖皮质激素。首先，由于患者存在肾损害和电解质紊乱等情况，因此需要纠正这些异常。在治疗过程中，应注意患者的休息和营养摄入，以促进身体康复，避免并发症出现。其次，根据病因和病情，可能需要使用糖皮质激素来抑制免疫反应、减轻炎症反应以及预防疾病进展。环磷酰胺和环孢素等药物一般用于严重的自身免疫病或器官移植等情况，不太适用于该患者的情况。因此，答案为 ABCF。具体治

疗方案需根据患者具体情况和医生的判断而定。

75. ACDE 对于本例的描述，正确的选项为 ACDE。根据患儿的症状和检查结果，蛋白尿已经高达肾病水平（+++），因此选项 F 是错误的。此外，由于肾损害导致的滤过屏障损伤，使得尿中的蛋白成分不仅仅是白蛋白，还包括其他蛋白质，因此选项 B 也是错误的。同时，由于肾损害导致的肾小球内毛细血管通透性增加和有效血容量减少，会引起利钠因子分泌减少和钠潴留，从而导致水肿，因此选项 E 是正确的。高脂血症与肝脏是有一定的关系的，因为肝脏是合成胆固醇、三酰甘油、蛋白质、脂肪酸的合成以及清除异常的脂蛋白的主要场所。

76. BDFG 咳嗽变异性哮喘的辅助检查包括：脉冲振荡肺功能检查、支气管舒张试验、呼出气一氧化氮检查、过敏原检查。

77. AB 患儿病史 3 个月，阵发性干咳，以夜间为主，无发热，无鼻塞、流涕，双肺未闻及明显干湿啰音，抗感染效果不佳，雾化治疗有效，咳嗽变异性哮喘可能性大。

78. ABCDE 咳嗽变异性哮喘是学龄前及学龄期儿童咳嗽的常见原因，可有过敏性疾病病史以及过敏性疾病阳性家族史，本病可予 β_2 受体激动剂试验性治疗 1~2 周，症状缓解，有助于诊断，需按哮喘长期规范化治疗，选择吸入型糖皮质激素或白三烯受体拮抗剂或二者联合，疗程至少 8 周。

79. ABCDEFH 结合题干，该患儿考虑结核性脑膜炎，ABCDEFH 均为需完善检查。从痰液、胃液、脑脊液或浆膜腔液中找到结核分枝杆菌为重要的确诊手段，故 G 不符合；考虑为结核分枝杆菌感染，

不需完善血真菌培养。

80. ABCDEFGHI 所提供选项均为结核分枝杆菌感染后引起的症状及受累部位。

81. ABCFI 结核性脑膜炎强化治疗阶段需联合应用异烟肼、吡嗪酰胺、利福平、乙胺丁醇，糖皮质激素为辅助治疗。

82. ABCF 法洛四联症和完全性大动脉转位属于青紫型，平素即有发绀。房间隔缺损、室间隔缺损和动脉导管未闭属于左向右分流型，肺动脉瓣狭窄属于无分流型，平素无青紫。

83. CD 心电图、胸部 X 线片和超声心动图是最常用的辅助检查。

84. BC 室间隔缺损和动脉导管未闭心电图可能出现左心室肥大。

85. C 动脉导管未闭可以有脉压大、水冲脉、枪击音等周围血管征。

86. ABCDEF 引起急性心功能不全的可能原因，包括器质性心脏病、心律失常、感染、特殊药物服用史等。

87. AC 肺部感染后出现心力衰竭，心脏扩大，心脏收缩功能下降，需考虑扩张型心肌病和心肌炎。心脏没有杂音，结合超声心动图没有发现缺损，也没有心包积液，故 B 和 D 不支持。虽然重症肺炎后可以合并心衰，但是患儿年龄偏大，而且心脏扩大和心功能下降程度很难以肺炎解释。患儿血常规正常，不支持贫血性心脏病。

88. ABCDEF 如果诊断考虑心肌炎、心力衰竭、心肌病，ABC 都是常规检查；肝脏增大，需做腹部超声；心脏增强 MRI 对于判断心肌炎症很有意义。患儿呼吸快、呼吸困难，应完善血气分析检查。

89. ABDEFGH 没有明确引起心衰时，慎用洋地黄类强心药物，洋地黄在急性心肌炎症或内环境不稳的情况下容易引起中毒。

90. ABF 幼年型粒 - 单核细胞白血病

（JMML）的诊断标准：所有患者必须满足条目 1，在此基础上若能满足条目 2 或条目 3 即可诊断为 JMML。

91. ABCD 幼年型粒单核细胞白血病的染色体改变：无 Ph1 染色体，7 单体见于 30% 左右的 JMML，8 - 三体见于 4% 的患儿。约 75% 的 JMML 患儿可检出 NF1、NRAS、KRAS、PTPN11、CBL 基因突变，这些基因均参与 RAS 信号通路的调节。有 15% 的 JMML 患儿虽然能检出 NF1 基因突变，但却没有多发性神经纤维瘤 1 型的临床表现。约 30% 的患儿具有 RAS 基因突变，但在同一病例中没有发现 NF1 和 RAS 基因的同时突变。

92. ABCDEF 需行骨髓相关检查及 HbF 检查明确诊断，加用羟基脲控制白细胞，予输血，血小板等对症支持治疗。

93. ABCDE 反复咳喘 1 年伴面色苍白，曾咯血 2 次，Hb 75g/L，胸片提示双肺网点状阴影，应想到肺含铁血黄素沉着症，进一步询问病史以鉴别是特发性还是继发性，因此应补充选项 ABCDE。

94. E 明确贫血性质应该首先做的检查是血清铁、铁结合力检查，因为特发性肺含铁血黄素沉着症属小细胞低色素性贫血，应该进行血清铁、铁结合力检查来明确贫血性质。

95. A 为明确诊断应该做痰培养，找含铁血黄素细胞。

96. D 如明确了为小细胞低色素性贫血，该患儿最可能的诊断是特发性肺含铁血黄素沉着症。特发性肺含铁血黄素沉着症的治疗应给予肾上腺皮质激素。若患儿突然发生大咯血应按Ⅲ度咯血方法处理即垂体后叶素静脉滴注。

97. ABCDEFG 孤独症的临床表现有：言语交流障碍；社会交往障碍；狭隘的兴趣；重复刻板行为；智力异常；感知

觉异常；多动和注意力分散行为。患儿不能开口说话，无法进行正常的语言交流，提示言语交流障碍。患儿与家人无交流，提示社会交往障碍，缺乏对他人的兴趣和理解。孤独症患儿可能对特定的事物或活动表现出过度的兴趣，对其他事物缺乏兴趣。孤独症患儿可能表现出重复、刻板的行为模式，如摇晃身体、重复说话等。孤独症患儿的智力水平可能存在差异，有些患儿可能智力正常，而有些患儿可能存在智力障碍。孤独症患儿可能对感官刺激过敏或过度敏感，对某些声音、光线或触觉有异常反应。部分患儿可能表现出多动、注意力不集中的行为。

98. ABCDEFG 许多精神类药物都被用来治疗孤独症。这些药物不能根治自闭症，但是作为一种配合治疗的手段，是可以适度运用的。

99. ABCDEF 孤独症的发病原因是多因素综合作用的结果，包括遗传因素、神经系统异常、神经心理异常、接种和感染等。环境因素也可能对孤独症的发病起到一定的影响，例如早期生活环境的质量、家庭教育方式等。因此，答案为ABCDEF。需要注意的是，孤独症的具体病因尚不完全清楚，以上因素只是可能与其发病有关的因素，具体情况需要医生进行综合评估和诊断。

100. ABCD 对于孤独症患儿的教育干预方法，主要步骤包括对行为进行分析、分解任务并逐步强化训练，在训练中应充分运用提示和渐隐技术。此外，奖励（正性强化）任务的完成也是重要的一步。这些方法旨在帮助患儿逐步改善社交和沟通能力，提高自理能力和适应能力。药物治疗在孤独症的干预中并不是主要的方法，因此答案为ABCD。需要注意的是，具体的教育干预方法应根据患儿的具体情况和需求进行个体化制订，并在专业人士的指导下进行。

全真模拟试卷（二）答案解析

一、单选题

1. A 从受精到胎儿娩出前，称为胎儿期，共40周，按胎龄分为胚胎期（0~8周）和胎儿期（9~40周）。

2. B A根据宏量营养素的描述，2岁以上儿童膳食中，糖类所产的能量应占总能量的55%~65%，因此选项A是错误的。根据宏量营养素的描述，婴儿越小，脂类在总能量中所占比例就越高，年长儿为25%~30%，因此选项B是正确的。根据宏量营养素的描述，人乳或配方乳喂养可满足婴儿体内的长链多不饱和脂肪酸需要，因此选项C是错误的。根据宏量营养素的描述，婴幼儿生长旺盛，保证优质蛋白质供给非常重要，优质蛋白质应占50%以上，因此选项D是错误的。根据宏量营养素的描述，蛋白质是维持生命不可缺少的营养素，在婴幼儿期蛋白质需求相对较高，蛋白质占总能量的8%~15%，因此选项E是错误的。

3. E 确诊为传染性单核细胞增多症的主要为特异性IgM阳性，而选项A、B、C、D为非特异性临床表现及实验室检查。

4. D 隐匿型血清钙多在1.75~1.88mmol/L，没有典型的发作，但是可通过刺激神经、肌肉而引出体征：①面神经征（Chvostek sign）；②腓反射（Peroneal reflex）；③特鲁索征（Trousseau sign）。故选D。

5. C 多采用出生后2~3天的新生儿足跟血干血斑TSH浓度作为初筛。

6. E 新生儿缺氧缺血性脑病（HIE）的诊断主要靠临床表现，包括新生儿的主观症状和客观体征，如意识状态、反应灵敏度、呼吸和心率等方面的变化。在评估HIE时，医生通常会结合胎儿及新生儿危险因素、临床表现和神经影像学检查进行综合分析，但以临床表现作为初步诊断的依据。其他选项中，EEG是一种常用的神经影像学检查方法，可以帮助早期诊断和干预HIE，但并非诊断HIE的主要依据。

7. E 新生儿败血症是指新生儿因感染引起的一种严重疾病，常由细菌、真菌或病毒引起，最常见的临床表现是黄疸加重、感染中毒表现（如体温升高、心率增快、呼吸急促、喂养困难等）。

8. B 多采用出生后2~3天的新生儿足跟血干血斑TSH浓度作为初筛，结果大于15~20mU/L（须根据所筛查实验室阳性切割值决定）时，再检测血清T_4、TSH确诊。

9. D 新生儿感染性肺炎分为产前感染性肺炎、产时感染性肺炎、产后感染性肺炎，由细菌、病毒、原虫及真菌等不同的病原体引起，发病时间、临床表现等因不同病原体而异，新生儿感染性肺炎最大特点是症状不典型。

10. C 不论胎龄、出生体重及日龄，新生儿血糖低于2.2mmol/L者，为低血糖症。

11. E 特发性性早熟：女性最初症状是乳房发育，男性为睾丸和阴茎的发育继之阴毛、腋毛出现。随第二性征出现体格发育加速，生长速度是遵循正常的性发育规律进行的，只是整个性成熟过程的时间提前。由于骨骼成熟过快和骨骺提前闭合，而影响其最终身高。其智力发育与实际年龄相符，但精神发育与体格发育之间有明显的不均衡性。

12. B 苯丙酮尿症（PKU）是常见的常染色体隐性遗传疾病，主要是由于苯丙氨酸羟化酶基因突变导致酶活性降低，苯丙氨酸及其代谢物在体内蓄积，引起一系列的功能异常。C、E选项中所述的四氢生物蝶呤和二氢生物蝶呤代谢与苯丙酮尿症无明确关系。D选项中5－羟色胺减少与苯丙酮尿症存在关联，但不是主要发病机制。

13. E A、B、C、D均为遗传病，分别属于常染色体隐性遗传或常染色体显性遗传。而Turner综合征是由于细胞内X染色体缺失或结构发生改变所致，是人类唯一能生存的单体综合征。

14. D 喉梗阻的临床表现为吸气性呼吸困难及喉喘鸣，部分患者可表现为声音嘶哑及三凹征，但其中最主要的表现为吸气性呼吸困难。

15. E 洋地黄中毒所致的室性心动过速忌用直流电复律，应予药物对抗。

16. A 急性肺损伤/急性呼吸窘迫综合征（ALI/ARDS）的治疗原则包括：（1）支持性治疗：包括氧疗、机械通气等。保持患者呼吸道通畅，纠正缺氧，维持呼吸功能是防止病情进一步恶化的重要措施。（2）治疗原发病：积极治疗引起ALI/ARDS的原发病，如感染、创伤或其他疾病。（3）液体管理：避免过度输液和限制水分摄入，以防止肺水肿加重。（4）营养支持：提供足够的热量和营养，维持机体代谢需要。（5）预防并发症：如深静脉血栓形成、胃肠道出血等，并及时处理。

17. D 肾小管酸中毒可以分为原发性和继发性两类，其中原发性病例多在婴幼儿期即出现症状，而继发性病例则与其他疾病相关，可能在任何年龄出现症状，选项A正确。肾小管酸中毒常伴随厌食、恶心、呕吐、腹泻、便秘、生长发育迟缓等症状之一或多个，这些症状与疾病的严重程度及持续时间有关，选项B正确。肾小管酸中毒可以导致电解质紊乱，如低钾血症和高氯血症等，选项C正确。肾小管酸中毒可能导致肾脏结石、肾盂积水、尿路感染等并发症，严重时甚至会引起梗阻性肾病，选项E正确。使用维生素D可治疗佝偻病和骨骼畸形，但不能预防或治疗肾小管酸中毒。

18. E 小儿营养性缺铁性贫血病因包括先天储铁不足、铁摄入量不足、生长发育因素、铁的吸收障碍、铁的丢失过多。铁摄入量不足是缺铁性贫血的主要原因。人乳、牛乳、谷物中含铁量均低，如不及时添加含铁较多的辅食，容易发生缺铁性贫血。

19. C 佝偻病后遗症主要有鸡胸、"O"形腿和"X"形腿等。后遗症期所形成的骨骼畸形是不能逆转的，关键是使其不再继续向前发展。

20. B 生后3～4个月为出生时体重的2倍，出生体重平均男3.3kg，女3.2kg，推测月龄是3个月以内，正确答案应是B。

21. D 患儿身材比例匀称，身高110cm，骨龄相当5～6岁，生长速度每年2～3cm，生长激素缺乏患儿身高年增长速率＜5cm，虽生长落后，但身体各部分比例匀称。由于骨骼发育落后，骨龄落后于实际年龄2岁以上，但与身高所对应的年龄相仿。题中患儿骨龄相当5～6岁与身高110cm是相符，智力无影响可排除甲状腺功能低下。该患儿最可能的诊断是生长激素缺乏。

22. B 根据患儿的症状、体征，其父母的身高，可判断为家族性身材矮小。体质性青春期发育延迟通常在 12 ~ 14 岁左右才会出现，并且具有家族遗传倾向和生殖系统发育异常等特征。宫内发育迟缓通常在出生时就可以表现出一系列身体和智力上的问题，而本题描述的患儿没有明显的宫内发育迟缓的特征。生长激素缺乏通常表现为身高增长缓慢、体型瘦弱、面部看起来较为稚嫩等症状，但是本题中生长激素激发试验结果正常。甲状腺功能减退症通常伴随着身形肥胖、皮肤干燥、语言和智力发育异常等症状，而本题中未提到这些情况。

23. C 在房间隔缺损患者中，由于左心室充血，在肺动脉瓣关闭时，右心室的收缩压力较高，会延迟关闭二尖瓣而产生响应，导致第二心音分裂，并且在固定位置出现。这一特征性体征表现为 P_2 固定性分裂，并与正常人的呼吸无关。

24. B 二度房室传导阻滞文氏型表现为：①P‑R 间期进行性延长，直至 1 个 P 波不能下传心室，P 波后不出现 QRS 波；②在 P‑R 间期延长的同时，R‑R 间期进行性缩短，直至 1 个 P 波不能下传心室；③脱落前后 2 个 R 波的距离小于最短的 R‑R 间期的 2 倍。所以正确答案应该是 B 选项二度房室传导阻滞文氏型。

25. E 根据题干所述的体征，可发现该患儿活动耐受力差，提示存在心血管系统方面的问题；心前区隆起，心尖搏动较弥散，无震颤，表明心脏存在生理学上的异常；胸骨左缘第 2 肋间闻及收缩期杂音，提示存在心脏瓣膜异常；肺动脉瓣区第二心音亢进，固定分裂，进一步证实了心脏异常；胸部透视示肺门"舞蹈征"，提示存在心肺功能异常。这些表现与房间隔缺损的临床特点相符。

二、多选题

26. ABCE 胃食管反流病临床的主要表现是呕吐、反流性食管炎常见症状（胃灼热、咽下疼痛、呕血和便血）、Barrette 食管、食管外症状，但一般不会出现上腹部包块。

27. AE 自 3 周岁至 6 ~ 7 岁入小学前为学龄前期。此时体格生长发育速度已经减慢，处于稳步增长状态；而智能发育更加迅速，与同龄儿童和社会事物有了广泛的接触，知识面扩大，善于模仿，自理能力和初步社交能力能够得到锻炼。

28. ABDF 病理性黄疸其特点为：①生后 24 小时内出现黄疸；②血清总胆红素值已达到相应日龄及相应危险因素下的光疗干预标准，或每日上升超过 $85\mu mol/L$，或每小时 $>0.85\mu mol/L$；③黄疸持续时间长，足月儿 >2 周，早产儿 >4 周；④黄疸退而复现；⑤血清结合胆红素 $>34\mu mol/L$。具备其中任何一项者即可诊断为病理性黄疸。

29. ABDE 营养性维生素 D 缺乏性手足搐搦症典型表现形式：惊厥、喉痉挛、手足搐搦。抽搐后一般无意识障碍，发生在春天无热时。

30. ACDE 先天性肥厚性幽门狭窄时呕吐物为乳汁及胃液或乳凝块，不含胆汁，呕吐严重时可呈咖啡色（占 3% ~ 5%），选项 B 错误，其余选项均正确。

31. ACE 气管支气管异物的临床分期包括吸入期、安静期和症状期及并发症期。

32. ABCD 绝大多数患者预后良好，经适当治疗后可痊愈。少数患儿可发展成扩张型心肌病。极少数暴发起病者由于心肌弥漫性炎症和坏死，发生心力衰竭、心源性休克或者严重心律失常，在早期死亡，新生儿急性心肌炎预后差。

33. ABDE 血管外溶血是指红细胞在

单核－吞噬细胞系统，主要在脾脏发生红细胞破坏。一般较轻，呈慢性溶血过程，可引起脾大，血清游离胆红素轻度增高，多见于遗传性球形红细胞增多症、温抗体自身免疫性溶血性贫血等。

34. ABCD 手足徐动型脑瘫约占脑瘫20%，主要病变在锥体外系统，表现为难以用意志控制的不自主运动。当进行有意识运动时，不自主、不协调及无效的运动增多，紧张时加重，安静时减少，入睡后消失。由于颜面肌、舌肌、口咽肌运动受累，常伴有喂养困难，经常做张嘴伸舌状，语言障碍明显。单纯手足徐动型脑瘫腱反射不亢进，巴宾斯基征阴性。1岁以内患儿常表现肌张力低下，随年龄增大肌张力逐渐变为"僵硬"，呈齿轮状增高。本型患儿智力障碍一般不严重。

35. ACDE 小儿脑白质营养不良的诊断层次：（1）一线生化检查有CSF、皮质醇、ACTH实验。（2）一线形态学检查有外周淋巴细胞（或脑活体组织）中沉积物。（3）二线生化检查有血浆中极长链脂肪酸，尿中硫脂，白细胞溶酶等。（4）二线形态检查有皮肤、神经、肌肉或脑活体标本等。（5）三线生化检查为分子遗传学方法。

36. CDE 风湿热患儿75%～80% ASO阳性。20%患儿ASO不升高，其中可能包括部分隐匿型心脏炎和舞蹈病患儿。

37. ABDE 风湿性舞蹈病病程呈自限性，多见于女孩，表现为全身或部分肌肉的不自主快速运动，如伸舌、歪嘴、皱眉、挤眼、耸肩、缩颈、语言障碍、书写困难、细微动作不协调，在兴奋或注意力集中时加剧，入睡后可消失。

38. ACDE 川崎病主要表现：（1）发热：体温可达39～40℃，持续7～14天或更长，呈稽留或弛张热型，抗生素治疗无效。（2）球结膜充血：于起病3～4天出现，无脓性分泌物，热退后消散。（3）唇及口腔表现：唇充血皲裂，口腔黏膜弥漫充血，舌乳头突起、充血，呈草莓舌。（4）手足症状：急性期手足硬性水肿和掌跖红斑，恢复期指（趾）端甲下和皮肤交界处出现膜状脱皮，指（趾）甲有横沟，重者指（趾）甲亦可脱落。（5）皮肤表现：多形性红斑和猩红热样皮疹，常在第1周出现。肛周皮肤发红、脱皮。（6）颈淋巴结肿大：单侧或双侧，表面不红，无化脓，可有触痛。

39. ABCDE 散发性先天性甲低病因包括：①甲状腺不发育、发育不全或异位；②甲状腺激素合成障碍；③TSH、TRH缺乏，亦称下丘脑－垂体性甲低或中枢性甲低；④甲状腺或靶器官反应低下；⑤母亲因素。地方性先天性甲低多因孕妇饮食缺碘，致使胎儿在胚胎期即因碘缺乏而导致甲状腺功能减退症。

40. ABCD 全脾切除后虽可减轻腹部负担，减轻贫血和出血倾向，改善发育状态，但可能加速β－葡糖脑苷酯在骨髓、肝脏、肺脏等器官累积，还增加暴发感染风向，因此应尽量延迟手术，A选项正确。酶疗法可以用于Ⅰ型和Ⅲ型患者的治疗，但对于Ⅱ型患者无效，B选项正确。

41. ABCE 结核性胸膜炎辅助检查：（1）胸部X线片少量积液表现为肋膈角变钝；积液量多时可见从肋膈角外壁上行，呈弧形均匀致密影。（2）胸部CT：诊断价值优于胸片，可发现少量胸腔积液、肺底积液、叶间积液、包裹性积液和纵隔积液以及胸膜结核结节和肺内结核病灶。（3）胸腔积液检查：多为草黄色渗出液，约有3%患儿呈淡红色血性胸腔积液，细胞数多呈轻度升高，多以淋巴细胞为主，间质细胞<1%；蛋白含量升高。胸腔积液

腺苷脱氨酶检测对成人诊断有一定意义，但对儿童特异性不高。（4）超声检查：可明确胸腔积液的量以及有无包裹性积液。（5）病原学检查：①细菌学检查：可取胸腔积液沉淀物涂片做抗酸染色镜检或取胸腔积液做结核分枝杆菌培养，阳性率不高。②核酸检查：采用 Xpert MTB/RIF 法检测胸水中结核分枝杆菌，阳性有诊断价值。③PPD 试验：阳性有诊断意义。④干扰素 - γ 释放试验：阳性有诊断意义。

42. ABDE　EB 病毒（EBV）属于疱疹病毒科 γ 亚科，核心含线状双股 DNA。EBV 体外仅能感染人类和部分灵长类成熟 B 淋巴细胞，增殖缓慢。EBV 具有使靶淋巴细胞无限增殖的能力和潜伏 - 活化特性。

43. BCD　蛲虫病是蛲虫寄生于小肠下段至直肠所致的疾病，尤以幼儿期多见，临床以夜间会阴部和肛门附近瘙痒为主要特征。蛲虫又称蠕形住肠线虫。蛲虫病容易在家庭和儿童集体机构中传播，是通过虫卵污染的食物、用具或手经口而感染自身或周围人群。蛲虫患者是唯一的传染源，经粪 - 口传播，人群普遍易感。

44. ABE　结节性红斑是一种皮下组织中的结节性血管炎性疾病，积极治疗原发病，疼痛明显者可用非甾体类抗炎药物，必要时加用糖皮质激素。结节性红斑女性多见，好发于春秋季。表现为四肢的伸侧、对称分布的痛性结节，色泽鲜红，周围水肿、边缘不清。数天后结节变软，色转紫红色，2～3 周后消退。常有外周血白细胞增高，中性粒细胞为主；血沉增快；蛋白电泳示 α_2 及 γ 球蛋白增高。

45. ACDE　呼吸衰竭主要病理生理是呼吸系统不能有效地在空气 - 血液间进行氧和二氧化碳的气体交换，包括通气不足、弥散障碍、肺内分流、通气 - 血流（V/Q）比例失调 4 个方面，导致低氧血症

和高碳酸血症。中枢性呼吸衰竭特点为呼吸节律不整。

46. ABCD　美蓝对有机磷中毒无效，因为有机磷会与神经递质乙酰胆碱结合，导致神经元不能正常传递信号，而美蓝主要是通过还原过氧化物酶等途径减轻氧化应激反应，对神经元不起作用。美蓝对氟乙酰胺中毒无效，因为氟乙酰胺进入体内后会代替氨基酸在蛋白质中形成氟乙酰化蛋白质，导致多种生理功能障碍，而美蓝无法修复这些损伤。美蓝对吗啡中毒无效，因为吗啡主要通过作用于中枢神经系统产生镇痛和麻醉作用，而美蓝主要是通过还原过氧化物酶等途径减轻氧化应激反应，对镇痛和麻醉作用不起作用。美蓝对酒精中毒无效，因为酒精主要作用于中枢神经系统，抑制神经元活动，而美蓝无法修复这些损伤。美蓝对亚硝酸盐中毒有一定的治疗作用，因为亚硝酸盐会与血红蛋白结合形成亚硝血红蛋白，影响血氧运输，而美蓝可以使亚硝血红蛋白还原成正常的血红蛋白。

47. ABCD　新生儿处于饥饿、缺氧状态会加重黄疸，但并不是胆红素生成过多的原因。

48. ABCDE　新生儿用药的特有反应：（1）对药物有超敏反应；（2）药物所致新生儿溶血、黄疸和胆红素脑病（核黄疸）；（3）高铁血红蛋白症；（4）出血；（5）神经系统毒性反应；（6）灰婴综合征。

三、共用题干单选题

49. C　小儿 6 个月可以坐，头围大约 41～42cm。

50. B　5～6 个月小儿可主动伸手抓物，9 个月时才可用单指指物。

51. B　原始反射（拥抱反射、觅食反射、吸吮反射）约在 4 个月消失。

52. B　严重缺氧和混合型酸中毒使肺

动脉痉挛或其肌层增生（长期低氧血症），使肺动脉阻力增高，右心压力增加，导致卵圆孔水平的右向左分流；同时又可使处于功能性关闭或未闭的动脉导管重新开放，导致导管水平的右向左分流，使低氧血症和混合型酸中毒进一步加重，形成恶性循环，即新生儿持续肺动脉高压。高参数通气状态下，患儿 SpO_2 始终较低，双侧胸廓未见异常，考虑是否存在新生儿肺动脉高压。

53. C 根据病史、体检及血气分析结果，本例患儿存在新生儿呼吸窘迫综合征，同时经呼吸机治疗后，SpO_2 始终低于正常值。因此需要进行进一步检查以确定原因和指导治疗。选项中血气分析和胸片虽然有助于了解患儿的肺功能和影像学表现，但对该患儿目前情况判断和治疗指导作用较小，A 和 E 错误。头颅 B 超可以排除颅内出血等神经系统疾病，但与患儿目前情况无关，B 错误。心肌酶谱则主要应用于心肌损伤等情况，与该患儿的病情无关，D 错误。由于患儿心音低钝，未闻及杂音，可考虑心脏问题。因此，心脏彩超可以帮助明确是否存在结构性心脏异常或肺动脉高压等影响肺血流量和氧合水平的情况，为进一步制订治疗方案提供依据。

54. D 最有效的治疗方式应该是一氧化氮吸入。一氧化氮是一种强效的血管扩张剂，能够促进肺部血流灌注和改善气体交换，从而提高患儿的氧合水平。在新生儿呼吸窘迫综合征治疗中，一氧化氮的应用已被广泛认可并用于临床实践中。对于持续低氧血症的新生儿，一氧化氮吸入可迅速改善氧合，并有助于预防低氧血症相关的神经系统并发症的发生。

55. B 患儿新生儿呼吸急促伴发绀，查体有肺部症状和心脏杂音，血气分析显示低氧血症。同时，胸部 X 线片提示普遍

性透亮度减低、有均匀散在的颗粒和网片状阴影及支气管充气征。综合上述表现，最可能的诊断为肺透明膜病。

56. B 结合患儿临床表现、查体、血气分析最可能的诊断为肺透明膜病。引起本病的病因是肺表面活性物质缺乏，由于早产，肺表面活性物质合成不足，使肺功能残气量降低，肺泡萎陷，出现低氧血症和呼吸窘迫。

57. E 查体中最能支持诊断的发现是脐部有脓性分泌物，提示既往感染。

58. B 该患儿可能患有新生儿呼吸窘迫综合征，最具有诊断价值的实验室检查通常是血培养。该病的主要病理机制是肺部功能障碍和组织损伤，易导致感染，因此需要进行血培养以明确是否存在细菌感染。

59. D 无腹泻，排除 A 选项；无"三红、三痛"标现，排除 C 选项；败血症及猩红热可有皮疹，但非瘀点、瘀斑状，且一般不伴有头痛、呕吐等颅内高压的症状；暴发型流行性脑脊髓膜炎（休克型）一般脑膜刺激征缺如，应注意。

60. C 皮肤有瘀点、瘀斑是确诊暴发型流行性脑脊髓膜炎（休克型）最重要的依据。

61. C 患儿出现面色苍白，四肢冷湿及末端发绀等休克征象，系病毒性心肌炎导致心排血量显著减少，引起的严重急性周围循环衰竭所致，故考虑心源性休克。

62. E 纠正休克时，在血容量充足的基础上应该使用血管扩张剂，如硝普钠、硝酸甘油等。

63. A 患儿运动后出现喘息，听诊双肺弥漫响亮哮鸣音，既往有喘息病史，否认其他病史，符合支气管哮喘的诊断。

64. B 说话成短句，气短，喜坐位，呼吸频率、心率增快，听诊双肺弥漫响亮

哮鸣音，符合支气管哮喘急性中度发作的诊断标准。

65. B 肺功能检查是支气管哮喘的首要辅助检查。

四、案例分析题

66. AD 根据病史和体征，可以初步怀疑支气管肺炎和心力衰竭。发热、咳嗽、气短是支气管肺炎的典型症状，而喘憋加重、口周发绀、心率增快、肺水泡音密集是心力衰竭的表现。

67. ABCDEF 发热、咳嗽是患儿入院时主要的症状之一，提示可能存在呼吸道疾病。患儿突然出现烦躁不安，提示可能存在严重的呼吸困难和缺氧，需要立即处理。患儿心率异常增快，说明存在明显的心血管系统反应。患儿的呼吸频率明显加快，同时出现口周发绀，提示存在严重的呼吸困难和缺氧。查体发现两肺有密集的中小水泡音，说明存在肺部病变。肝脏触及位置异常，提示肝脏有一定程度的增大。综合上述表现，结合婴幼儿呼吸道疾病的常见病因，初步怀疑该患儿可能患有支气管肺炎和心力衰竭。

68. ABDF 根据题干提供的信息，患儿可能存在严重的呼吸困难和缺氧、心力衰竭等病情，需要采取紧急处理措施。因此，目前需要采取的应对措施包括：①吸氧：患儿出现口周发绀和明显的呼吸困难，说明存在缺氧状态，应及时采取吸氧治疗，增加体内氧气含量。②镇静剂：患儿突然烦躁不安，需要采取镇静剂来缓解其紧张和焦虑情绪，减少心肺负荷。③呋塞米可以促进尿液排出，降低血容量，减轻心肺负荷。肾上腺素常用于治疗心肺骤停等危急症情况，不属于该患儿目前紧急处理的措施，甘露醇可通过渗透压作用减少脑水肿，但也不属于该患儿目前紧急处理的措施。西地兰常用于治疗高血压、心绞痛等，

也不是该患儿目前紧急处理的措施。根据患儿的情况，目前需要采取的应对措施包括吸氧、镇静剂和呋塞米。

69. AC 根据题干提供的信息，患儿可能存在严重的呼吸困难和缺氧、心力衰竭等病情。因此，需要进一步进行以下检查以帮助诊断：胸片可以检查肺部是否有异常阴影或积液等病变，有助于确定呼吸系统的问题。血气分析可测量动脉血氧含量、二氧化碳含量、pH 等指标，有助于评估患儿的肺功能以及血液酸碱平衡情况。血电解质水平异常常见于某些心脏或肾脏疾病，可以帮助评估患儿的电解质平衡情况，但在目前情况下并不是首选检查项。头颅 CT 通常用于检查颅内损伤、出血等疾病，并不是针对当前情况的必要检查。心脏彩超主要用于评估心脏结构和功能，对当前情况诊断并不具有特定作用。肝功能检查主要用于评估肝脏疾病，对当前情况诊断并不具有特定作用。因此，根据患儿的情况，进一步需要进行胸片和血气分析等检查来帮助确定呼吸系统状况以及血液酸碱平衡情况。

70. ABDEF 患儿可能存在肺部感染，应及时应用适当的抗生素进行治疗，并纠正水电解质平衡紊乱。西地兰是常用的 β 受体阻滞剂之一，可用于心力衰竭、高血压等疾病的治疗。根据患儿的实际体重和临床情况，需要计算出西地兰的饱和量。酚妥拉明是一种常用的治疗心力衰竭和休克等疾病的升压药物，可以增加心排血量，并提高组织灌注。在治疗心力衰竭的过程中，需要关注患儿的临床表现和生理指标变化，以判断治疗的效果和病情是否得到纠正。低氧血症和高碳酸血症是心力衰竭的常见病因之一，需要及时纠正以改善患儿的病情。

71. ABDEF 瑞氏综合征临床特点包

括：有先驱病毒感染史；急性进行性脑病症状，如惊厥、昏迷等；早期血清 GPT 增高；早期血、脑脊液中糖降低。而脑脊液压力增高而无炎症改变是与其他病因引起的颅内压增高不同之处。因此，本题答案为 ABDEF。

72. ABCDF 瑞氏综合征致病因素包括：病前常有病毒感染史；流感患者服用水杨酸类药物治疗；水痘患者服用水杨酸类药物治疗；接受抗癫痫、抗精神病等药物治疗；摄入黄曲霉素和有机磷污染食物等。因此，本题答案为 ABCDF。

73. ABCD 反复惊厥、去大脑强直、血氨在 176μmol/L 以上、空腹血糖为 2.2mmol/L 与瑞氏综合征引起的神经系统并发症有关，如脑炎、脑萎缩、癫痫等。因此，这些因素均会影响患者的预后，提示预后可能不良。而脑电图呈弥漫性慢波和高热则是瑞氏综合征的常见表现，但并不是预后不良的因素。因此，本题答案为 ABCD。

74. ABCDEF 根据提供的检验结果，提示患儿存在低血糖、高血氨和代谢性酸中毒等问题，因此需要进行全面治疗。纠正低血糖是治疗瑞氏综合征的关键步骤之一；降血氨可通过腹膜透析或新鲜血液交换输血来实现；维持电解质和酸碱平衡是治疗过程中必不可少的措施；维生素 K 可以纠正低凝血酶原，预防出血；苯巴比妥可以控制惊厥发作，并对大脑起保护作用；控制脑水肿也有助于改善患者症状。因此，本题答案为 ABCDEF。

75. ABCDF 甘露醇可以通过渗透压作用减轻颅内压；硬膜下或硬膜外的测压计可以帮助及时监测颅内压并采取措施；监测血气、保持呼吸道通畅是维持患者生命体征的重要手段；维持正常血压可以保证颅内灌注压充足；苯巴比妥可以控制颅内高压；地塞米松具有抗炎和减轻神经组织水肿的作用。因此，本题答案为 ABCDF。

76. ABDEFGHI 胸闷变异性哮喘的诊断包括：用力呼气流量容积曲线测定、支气管激发试验、支气管舒张试验、过敏原检查、心肌酶、心电图检查、心脏超声检查除外心脏疾病引起的胸闷。心理科会诊除外心因因素。肺弥散功能检查是一种评估肺泡－毛细血管膜的气体交换功能的检查方法，肺弥散功能检查不是该患儿必需的检查项目。

77. C 胸闷变异性哮喘是以胸闷为主要表现，并除外其他因素引起的胸闷。

78. ACDEF 胸闷变异性哮喘是以胸闷为主要表现，多数伴有过敏性疾病，可有过敏性疾病阳性家族史，按哮喘进行规范化治疗，选择吸入型糖皮质激素或白三烯受体拮抗剂（或二者联合），需要避免接触过敏原，如果合并过敏性鼻炎应该积极治疗。

79. D 有上呼吸道感染及结膜炎表现，发热 3 天后出疹，皮疹先出现于头面部及颈部，为红色斑丘疹，疹间皮肤正常，首先考虑麻疹。

80. E 麻疹特异性 IgM 抗体检测是诊断本病最常用的方法。

81. ACE 麻疹以一般治疗和对症治疗为主。若无继发细菌感染，无须使用抗生素；麻疹的常规治疗不包括丙种球蛋白。

82. AD 麻疹常见并发症为肺炎、喉炎、心肌炎及脑炎。患儿有烦躁、口唇及面色发绀，呼吸、心率快，心音低钝、双肺湿啰音，肝大，需考虑并发肺炎、心力衰竭。

83. ACDEF 麻疹合并肺炎心力衰竭

应给予吸氧，强心治疗，合并感染时可予抗生素，心力衰竭时应限制液速及液量，大量补液会加重心力衰竭。麻疹时应给予维生素 A，每日 20 万~40 万单位口服，共 2 天，可减少并发症利于疾病恢复

84. B 一般麻疹隔离至出疹后 5 天，合并肺炎时应隔离至出疹后 10 天。该患儿合并肺炎和心力衰竭，应隔离至出疹后 10 天，选项 B 正确。

85. CDE 心率 200 次/分，律齐。可能的诊断是心房扑动、室上性心动过速、室性心动过速。查体未闻及杂音，不符合室间隔缺损。心房颤动一般心律不齐。

86. ABCD 心动过速者首先应做心电图，可以进行 24 小时心电监测。超声心动图对于病因判断及发作是否伴有心脏扩大有诊断意义，胸部 X 线检查帮助观察心脏外形、心胸比例等。

87. D 室上性心动过速的心电图特征为 R－R 间期绝对匀齐，QRS 波形态同窦性，P 波无法辨认。

88. CDE 普罗帕酮、毛花苷 C 和胺碘酮可以用于室上性心动过速的患儿，利多卡因和美西律用在室性心动过速的患儿。维拉帕米婴儿禁用。

89. BD 室上性心动过速及较长时间发作会引起的心功能不全。

90. ABCG 心电图支持室上性心动过速的诊断。进一步需了解可能引起室上性心动过速的病因，主要鉴别是否有病毒性心肌炎、心肌病或其他结构性心脏病，有无电解质紊乱及其他全身疾病等，因此需要完善 ABCG。因患儿无中枢神经系统感染及其他颅内疾病的表现，因此不需要检查 D 和 F。年龄小，无结缔组织病的依据，不需要检查 E。

91. ABCEG 室上性心动过速与室性

心动过速的鉴别诊断：（1）室上速很少伴有器质性心脏病，室速较室上速伴器质性心脏病更常见，但是也不是一定伴有器质性心脏病，如特发性室速，因此 G 对，F 不对。（2）临床表现：相对来讲，室速更容易引起血流动力学的不稳定，无器质性心脏病的室上速在短时间内很少会引起血流动力学不稳定，因此 AB 都对。（3）心电图的表现：室上速通常表现为 P 波消失，可见节律规整的窄 QRS 波，此外有伴室内差异性传导的室上速，QRS 波也会宽大畸形，但不会出现 P 波与 QRS 波分离。而室速的心电图表现为宽大畸形 QRS 波，P 波与 QRS 波分离、心室夺获，所以 CE 对，D 不对。

92. B 病史有发热、牙龈出血伴黑便。结合实验室检查白细胞明显升高、骨髓检查见原幼淋细胞占 97%，故诊断应为急性淋巴细胞白血病。

93. BCD 患者肿瘤负荷大，存在高白细胞血症，故在开始化疗后大量肿瘤细胞破坏易发生肿瘤溶解综合征、白细胞淤滞综合征、DIC。

94. AB 应用尿酸氧化酶同时需充分水化、利尿，促进尿酸排出，禁用含钾液；碱化尿液及口服别嘌醇可阻止尿酸形成，影响尿酸氧化酶发挥作用，故也不能使用。

95. B 根据题目描述，5 岁男孩出现水肿和尿色红，尿常规检查显示红细胞和蛋白阳性。查体发现颜面、眼睑水肿，心肺听诊无异常。如果在病程中出现呼吸、心率增快，奔马律，双肺布满中、小水泡音，肝大，血压为 120/80mmHg，首先应考虑发生严重循环充血。严重循环充血是指心脏泵血功能不足，导致血液回流受阻，引起全身循环血液淤滞。这种情况下，心脏无法将足够的血液泵出，导致肺部和其

他组织器官的血液淤积。急性肺炎通常表现为发热、咳嗽、呼吸困难等症状，与题目描述的症状不符。急性肾功能不全通常表现为尿量减少、血尿等症状，与题目描述的症状不符。高血压脑病通常表现为头痛、恶心、呕吐等症状，与题目描述的症状不符。低钠血症通常表现为乏力、恶心、抽搐等症状，与题目描述的症状不符。急性肾小球肾炎通常表现为水肿、尿色变化、蛋白尿和血尿等症状，与题目描述的症状相符，但根据题目描述的肺部体征和血压的变化，严重循环充血更为可能。

96. C 根据题目描述，首先应考虑发生严重循环充血。严重循环充血是指心脏泵血功能不足，导致血液回流受阻，引起全身循环血液淤滞。这种情况下，心脏无法将足够的血液泵出，导致肺部和其他组织器官的血液淤积。在这种情况下，首先应采取的措施是使用呋塞米。呋塞米是一种利尿药，可以增加尿液排出，减轻体内的液体负荷，从而减轻循环充血的症状。降压药物主要用于治疗高血压，与题目描述的病情不符。加强抗生素的应用主要用于治疗感染性疾病，与题目描述的病情不符。补充氯化钠主要用于治疗低钠血症，与题目描述的病情不符。血液透析主要用于治疗肾功能不全，与题目描述的病情不符。毛花苷 C 是一种心脏强心药，主要用于治疗心力衰竭，与题目描述的病情不符。β 肾上腺素受体阻滞剂主要用于治疗高血压和心脏病，与题目描述的病情不符。

97. ABCD 持续性蛋白尿是指蛋白质持续从尿液中排出，不受体位或时间的影响。肾小球性蛋白尿是指由于肾小球滤过膜的损伤导致蛋白质从尿液中排出，属于持续性蛋白尿。肾小管性蛋白尿是指由于肾小管对蛋白质的重吸收功能障碍导致蛋白质从尿液中排出，属于持续性蛋白尿。溢出性蛋白尿是指由于体内蛋白质过多或异常蛋白质的产生导致肾小管排泄功能不足，使蛋白质从尿液中排出，属于持续性蛋白尿。

98. ABCDEF 根据患儿的症状和体征，以及水痘的特点，患儿的综合处理包括：（1）加强护理：水痘是一种传染性疾病，需要加强患儿的个人卫生和环境卫生，保持皮肤清洁，避免搔抓，防止继发感染。（2）卧床休息：水痘患儿需要休息，避免过度活动，有助于恢复和预防并发症。（3）对症治疗：可以给予退热药物，如布洛芬或对乙酰氨基酚，缓解低热症状。还可以使用止痒药物或外用药物，如搽剂或凝胶，缓解皮疹的瘙痒感。（4）治疗并发症：水痘可能引发一些并发症，如皮肤继发感染、呼吸道感染等，需要及时诊断和治疗。（5）继发感染给予抗生素：一般情况下，水痘并不需要使用抗生素治疗，除非出现继发感染的症状和体征。（6）切断传播途径：水痘是通过飞沫传播的，为了防止传播给他人，需要采取措施，如避免与其他人密切接触，保持良好的个人卫生习惯。综上所述，患儿的综合处理包括加强护理、卧床休息、对症治疗、治疗并发症、继发感染给予抗生素和切断传播途径。因此，答案选 ABCDEF。

99. ABDEF 水痘病毒可以引起肺部感染，导致肺炎的发生。水痘病毒也可以引起心肌炎，导致心脏炎症和功能异常。水痘病毒感染可能导致血小板减少，引发出血倾向。由于水痘患者容易搔抓皮疹，可能导致皮肤继发感染。水痘病毒感染也可能引起脑炎，导致脑部炎症和神经系统症状。因此，水痘的常见并发症包括肺炎、心肌炎、血小板减少、皮肤继发感染和水痘脑炎。

100. ABC 典型水痘皮疹的临床特点包括：水痘的皮疹通常从头部或躯干开始，然后向四肢扩散，呈现向心性分布的特点。水痘的皮疹在不同阶段会同时存在丘疹、水疱和结痂，这是水痘的典型表现。水痘的皮疹有时会出现在口腔黏膜，当皮疹破溃时，可形成溃疡。因此，典型水痘皮疹的临床特点是皮疹呈向心性分布，出疹时皮肤可见丘疹、水疱和结痂同时存在，皮疹出现在口腔时易破溃形成溃疡。

全真模拟试卷（三）答案解析

一、单选题

1. B 生殖系统发育：（1）男性性征发育：男性出现排精标志性功能发育成熟。青春早期睾丸开始发育，遗精是男性青春期的生理现象。男性第二性征发育顺序为睾丸→阴茎→阴囊→阴毛→腋毛→胡须→喉结→变声。（2）女性性征发育：乳房发育是女性第二性征中出现最早的征象，第二性征发育顺序通常为乳房→阴毛→腋毛生长。月经初潮是女性生殖功能发育主要标志。

2. A 小儿 3 个月可以抬头，颈部前凹。

3. B 铁、碘、锌和维生素 A、维生素 D、维生素 C、维生素 B_1 都是对儿童来说容易缺乏的微量营养素。而钠、镁、硒和氯不属于常见的儿童营养素缺乏。因此，本题的正确答案为 B。

4. C 复温是治疗新生儿低体温的关键。轻中度患儿可立即置入 30℃ 的暖箱内，调节箱温于 30 ~ 34℃，力争使患儿 6 ~ 12 小时内体温恢复正常。重度患儿则先以高于患儿体温 1 ~ 2℃ 的暖箱温度开始复温，每小时提高箱温 1℃（不超过 34℃），使患儿体温在 12 ~ 24 小时恢复正常，并保持暖箱在适中温度。

5. A 光照疗法简称光疗，是一种降低血清未结合胆红素的简单易行的方法。

6. C 化脓性脑膜炎多由上呼吸道、中耳、鼻窦等部位的感染病原体途径血液、淋巴或直接扩散感染至脑膜（选项 A 正确）。化脓性脑膜炎由多种细菌引起，如肺炎球菌、葡萄球菌、链球菌等，而且不同类型的细菌还有可能导致不同类型的脑膜炎（选项 B 正确）。虽然化脓性脑膜炎在婴幼儿群体中的发生率较高，但其表现并非在这个阶段最典型。不同年龄段的患者，可能会出现不同的症状和临床特征（选项 C 错误）。新生儿感染后，常表现为体温升高、呼吸急促、心率加快等全身中毒症状（选项 D 正确）。化脓性脑膜炎如果不能及时有效地治疗，有可能导致脑积水的发生。脑积水会对患者的神经系统造成损害，给患者带来极大的影响（选项 E 正确）。

7. C 中枢性尿崩症（CDI）指由于抗利尿激素（ADH），又名精氨酸加压素（AVP）分泌或释放不足引起。

8. E 苯丙氨酸在血、脑脊液、各种组织和尿液中的浓度极高，同时产生大量苯丙酮酸、苯乙酸、苯乳酸和对羟基苯乙酸等旁路代谢产物自尿中排出，高浓度的苯丙氨酸及其旁路代谢产物可导致脑细胞损伤。

9. B Ⅰa 型 von Gierke 病缺乏葡萄糖 –6 – 磷酸酶。

10. E 咽结膜热临床上需要与川崎病鉴别诊断，但在疾病的恢复期没有指（趾）端膜状脱屑。咽结膜热是一种以发热、咽炎、结膜炎为特征的急性传染病。多呈高热、咽痛、眼部刺痛、咽部充血、一侧或两侧滤泡性眼结膜炎，颈部、耳后淋巴结肿大。

11. D 关于喉梗阻，叙述正确的是Ⅲ度喉梗阻可出现口唇发绀。喉梗阻是指喉部发生阻塞或狭窄，导致呼吸困难的情况。

根据喉梗阻的程度分级，一般分为四度：Ⅰ度喉梗阻：喉部有轻度狭窄，但仍能保持正常呼吸，不会出现啰音。Ⅱ度喉梗阻：喉部狭窄程度加重，安静时呼吸正常，但在活动后会出现呼吸困难。Ⅲ度喉梗阻：喉部狭窄严重，呼吸困难明显，可能出现口唇发绀。Ⅳ度喉梗阻：喉部完全阻塞，无法进行正常呼吸，肺部可闻及明显中粗湿啰音。根据以上描述，只有Ⅲ度喉梗阻可出现口唇发绀是正确的。其他选项的描述与喉梗阻的程度分级不符。

12. C 对室速伴严重血流动力学障碍者应选电复律治疗。对血流动力学尚稳定但药物治疗无效的持续性室速亦应选择电复律。

13. C 膜性肾病以不连续的颗粒状上皮下沉积物、基膜弥漫增厚、钉突改变为特点，免疫荧光以 IgG、C3 沿毛细血管襻细颗粒状沉积为特点。

14. C 因为再生障碍性贫血是由于骨髓造血功能衰竭，以造血干细胞损伤、外周血全血细胞减少为特征的疾病，因此可进行骨髓移植治疗。其他贫血并不是由于骨髓造血功能衰竭、造血干细胞损伤而导致的贫血，不适合用骨髓移植治疗。故选 B。

15. D 缺铁性贫血的治疗需要一定时间，1 周内可能无法出现显著改善。但是，网织红细胞升高可以反映机体对铁剂治疗的反应情况。在缺铁性贫血治疗过程中，铁剂可以促进骨髓中新生红细胞的形成，使网织红细胞的比例升高。因此，若在治疗后 1 周内网织红细胞升高，可以提示机体对治疗有反应。其他选项中，血红蛋白量、血清铁和血清铁饱和度等指标的变化需要更长的时间才能反映出来，而红细胞平均体积增加则不是表明机体对治疗有反应的指标。因此，正确答案为 D，即网织红细胞升高。

16. A 显性症状：惊厥、手足搐搦、喉痉挛。其他症状：睡眠不安、易惊哭、出汗等神经兴奋现象。隐性症状：面神经试验、腓反射、手足痉挛。

17. B 先天性弓形虫病主要表现为中枢神经系统及眼部等多器官病变。大多于生后数月或数年发生视网膜脉络膜炎、失明、癫痫、精神运动和智力发育落后；部分出生即有症状者多表现为视网膜脉络膜炎、颅内钙化、脑积水或无脑儿，伴脊柱裂、脑脊膜膨出，肾上腺缺如、多囊肾，抽搐、运动障碍，淋巴结、肝、脾大，发热，黄疸，皮疹。

18. C 肾上腺脑白质营养不良（ALD）的特点：（1）ALD 的病理特点是中枢神经进行性脱髓鞘以及（或）肾上腺皮质萎缩或发育不良。（2）ALD 的生化特点是血浆中极长链脂肪酸异常增高。（3）细胞中过氧化物酶体有结构或酶活性缺陷，故属于过氧化物酶体病。

19. D 神经纤维瘤病Ⅰ型虹膜部位可见到色素性虹膜错构瘤，又称为 Lisch 结节，一般检查不能发现，需在裂隙灯下观察，为一些略突起的褐色斑块，边缘清晰，无特殊症状，不影响视力。

20. D 正常儿童身长（高）增长规律中 12 月龄身长（高）增长约 25cm（75cm），正常儿童头围增长规律中 12 月龄头围约 46cm，结合体重，推测月龄是 12 个月。

21. E 根据患儿年龄特点，表现为阵发性哭吵，呕吐，腹部有肿块，伴大便出血，首先考虑为肠套叠。

22. E 该患儿的诊断为先天性甲状腺功能减退症，是由于甲状腺激素合成障碍或甲状腺组织减少等因素导致的。因此，选项 E "甲状腺对 TSH 刺激反应降低"是不可能的发病机制。

23. E 脑积水为化脓性脑膜炎的并发症之一。儿童特别是新生儿、小婴儿患化脓性脑膜炎时，脓性渗出物易堵塞狭小孔道或发生粘连而引起脑脊液循环障碍，产生脑积水。患儿头围增大、前囟宽且张力高，结合 2 个月前曾患化脓性脑膜炎，故为化脓性脑膜炎并发症——脑积水的可能性较大。

24. E 该患儿一般情况好（母乳喂奶精神好），黄疸处于临界值（新生儿胆红素超过 85μmol/L 可出现肉眼可见的黄疸），建议 1 周后复诊再定处理方案。

25. C 患儿只有乳房而无其他部位的症状，故可诊断为单纯乳房早发育。单纯性乳房早发育是女童不完全性性早熟的特殊表现，起病年龄小，常小于 2 岁。

二、多选题

26. CDE 由于先心病导致的心脏畸形会影响到心脏的正常功能，从而引起一系列的循环系统问题，如心力衰竭等，选项 C 正确。由于先心病影响心脏对氧气的供应和血液循环的功能，从而导致心脏负荷加重，活动后或哭吵后出现气急、发绀等症状，选项 D 正确。先心病通常是与其他先天畸形一起出现，比如唇裂、腭裂等，同时由于先心病对身体的消耗影响较大，患儿在生长发育上通常也会受到一定程度的影响，选项 E 正确。3 岁以后听到器质性杂音，这种情况并不是先心病的特征，而是一种常见的听诊结果，需结合病史和体征来进一步判断。新生儿期听到杂音，6 个月后消失，这种情况也不一定是先心病，可能是由于其他原因引起的，需要结合具体情况进行判断。

27. BCDE 小儿生长发育的一般规律为由近到远、由粗到细、由低级到高级、由简单到复杂。

28. CE 儿科临床中最常用的诊断性测试如贝莉婴儿发育量表、盖塞尔发育量表、格里菲斯发育评估量表、韦氏学前及初小儿童智能量表、韦氏儿童智能量表修订版、儿童适应行为评定量表等。丹佛发育筛查试验、绘人测试、图片词汇测试这三项属于筛查性评估工具。

29. AE 轮状病毒性肠炎起病急，大便呈水样或蛋花汤样，无臭味，伴发热，易出现脱水和酸中毒。主要发生在 3 岁以下婴幼儿，常由 A 组轮状病毒引起，发病高峰在秋季，故名婴儿秋季腹泻。

30. ABCE 80% 的肠套叠患儿年龄在 2 岁以内，选项 B 正确。肠套叠是指肠道相互嵌套而造成肠腔阻塞的一种急性腹痛疾病，其原因可能包括感染、畸形、过度牵拉等因素。绝大多数情况下与肠管本身病变无关，选项 D 错误。腹痛为阵发性规律性发作，表现为突然发作剧烈的阵发性绞痛，患儿哭闹不安、屈膝缩腹、面色苍白，持续数分钟或更长时间后腹痛缓解，安静或入睡，间歇 10~20 分钟后伴随肠蠕动出现又反复发作，选项 C 正确。约 85% 的病例在发病后 6~12 小时排出果酱样黏液血便，或直肠指检时发现血便，选项 A 正确。多数病例在右上腹季肋下可触及有轻微触痛的套叠肿块，呈腊肠样，光滑不太软，稍可移动，选项 E 正确。

31. ADE 特发性肺含铁血黄素沉着症是由原发性肺泡毛细血管出血引起的，因此 A 选项正确。含铁血黄素细胞在肺内存在持续 4~8 周，而不是 4~8 天，故 B 选项错误。本病主要发生在婴幼儿及儿童，常反复发作，因此 C 选项错误，而 D 选项正确。患者常表现为咳嗽、呼吸困难等症状，故 E 选项正确。综上所述，正确答案为 ADE。

32. ABDE 营养性巨幼细胞贫血的表

现有：①血小板数多正常；②中性粒细胞变大并有分叶过多现象；③网织红细胞计数常减少；④红细胞数比血红蛋白减少更明显。

33. ABCD 小儿泌尿系统解剖特点有：①婴幼儿输尿管长而弯曲，易受压扭曲致尿潴留；②年龄越小，肾脏相对越重；③2岁以下小儿肾脏表面呈分叶状；④女婴尿道短，外口暴露，易受细菌感染。⑤婴儿肾脏表面呈分叶状，至2~4岁时，分叶完全消失。婴儿肾脏位置较低，上极平第12胸椎，下极平第4腰椎，其下极可低至髂嵴以下，2岁以后始达髂嵴以上。右肾位置稍低于左肾。2岁以内健康儿童腹部触诊时容易扪及肾脏。

34. ABCE 瑞氏综合征辅助检查：（1）血生化：肝功异常和代谢紊乱：血清氨基转移酶升高、乳酸脱氢酶升高、胆红素正常或稍高，淀粉酶也可升高；血氨升高，血糖降低；凝血酶原时间延长。（2）脑脊液：除压力升高外，余无明显异常。（3）脑电图：为弥漫性高幅慢波活动，可有痫样放电波。

35. ABDE 急性风湿热时，可有关节、皮肤、心脏，表现为全心炎、多关节炎、舞蹈病、环形红斑和皮下结节。肾脏一般不会受累及。

36. ACDE 儿童系统性红斑狼疮（SLE）是一种自身免疫病，免疫学异常是其重要特征。常见的免疫学异常包括：①Coombs试验阳性，表示机体产生自身抗体攻击正常细胞。②抗dsDNA抗体阳性，这种抗体可以与双链DNA结合，并形成免疫复合物，导致组织和器官损伤。③抗Sm抗体阳性：这种抗体主要针对狼疮细胞核中的Sm蛋白抗原，也是SLE的标志性抗体之一。④抗核抗体阳性：这种抗体可以与细胞核中多种成分结合，包括DNA、

RNA、核蛋白等，也是SLE诊断的重要指标之一。⑤类风湿因子阳性，虽然类风湿因子也是一种自身抗体，但不是SLE的典型表现，故不是儿童SLE的免疫学异常之一。

37. ABE 川崎病典型病例的诊断标准：发热5天以上，伴下列5项临床表现中4项者，排除其他疾病后，即可诊断为川崎病：（1）四肢变化：急性期掌跖红斑，手足硬性水肿；恢复期指（趾）端膜状脱皮。（2）多形性皮疹。（3）眼结膜充血，非化脓性。（4）唇充血皲裂，口腔黏膜弥漫充血，舌乳头突起、充血，呈草莓舌。（5）颈部淋巴结非化脓性肿大，直径达1.5cm或更大。如5项临床表现中不足4项，但超声心动图有冠状动脉损害，亦可确诊为川崎病。

38. CDE 先天性甲状腺功能低下症新生儿期生理性黄疸期延长，选项A错误。智力发育低下。选项B错误。

39. ABCD 结核菌素试验是一种常用的结核病诊断方法。但是，在某些情况下，会出现假阴性反应的情况，即已经感染结核杆菌但结核菌素试验结果为阴性。造成结核菌素假阴性反应的原因很多，包括以下几方面：（1）患急性传染病：如流行性感冒、伤寒、疟疾等患者，由于机体免疫系统被其他病原体刺激，可能导致结核菌素假阴性反应。（2）重症结核病：如肺外结核或广泛性肺结核等严重病情的患者，由于机体免疫抑制作用，可能导致结核菌素假阴性反应。（3）结核菌素失效：结核菌素的保存和使用条件比较苛刻，如果不恰当的储存或使用，也可能导致结核菌素失效。（4）结核变态反应前期：在结核杆菌初次感染后的早期（2周到3个月），由于机体免疫系统对结核杆菌的应答尚不明显，可能导致结核菌素假阴性反应。因此，

以上 A、B、C 和 D 选项都是正确的。而 E 选项错误，机体免疫功能强并不能保证不会发生结核菌素假阴性反应。

40. ABDE 小儿结核性胸膜炎的病原学检查包括细菌学检查、核酸检查、PPD 试验和干扰素 - γ 释放试验等。细菌学检查可以采用胸腔积液沉淀物涂片抗酸染色镜检或取胸腔积液做结核分枝杆菌培养，但其阳性率不高。核酸检查可以采用 Xpert MTB/RIF 法检测胸水中结核分枝杆菌，其阳性结果具有诊断价值。PPD 试验是一种过敏反应试验，也可用于结核性胸膜炎的诊断。干扰素 - γ 释放试验可以检测患者对结核分枝杆菌的免疫反应情况，具有较高的特异性和灵敏度。酶联免疫吸附试验（ELISA）与结核性胸膜炎的诊断无关，因此选项 C 不是正确答案。

41. ABD 流行性脑脊髓膜炎简称流脑，属于脑膜炎双球菌引起的化脓性脑膜炎，故选 AB。临床以发热、头痛、呕吐、皮肤黏膜瘀点、瘀斑及脑膜刺激征为特点。流行性脑脊髓膜炎的患者可能出现颈项强直、克匿格征、布氏征等脑膜刺激征，但不是所有患者都有阳性表现，婴儿症状多不典型，脑膜刺激征不明显。

42. ABD 弓形虫病可采用采用乙胺嘧啶和磺胺嘧啶联合治疗抗弓形虫治疗，磺胺嘧啶不能耐受者可选用克林霉素。

43. ACDE 早期临床表现缺乏特异性，晚期常合并生命体征改变，包括：（1）头痛：是颅内高压的主要症状，常最先出现，有时是唯一一症状。（2）喷射性呕吐。（3）眼部表现：眼球突出、球结膜充血、水肿；眼底出现静脉淤血、视网膜水肿及视盘水肿、出血等变化。（4）意识障碍或昏迷：可出现不同程度的意识障碍。（5）肌张力增高或（和）惊厥：多在颅内压增高后期出现。（6）呼吸不规律：可出

现呼吸节律不齐、呼吸暂停、叹息样呼吸、双吸气样呼吸、潮式呼吸。（7）高血压：血压升高为延髓血管运动中枢的代偿性加压反应，又叫 Cushing 反应。（8）头部体征：婴幼儿前囟门紧张或隆起。（9）体温调节障碍和循环障碍。

44. ABDE 穿刺点选择：取半卧位，穿刺点为脐与左髂前上棘连线的中外 1/3 处；取坐位，穿刺点为脐与耻骨联合连线中点上方 1cm，偏左或偏右 1 ~ 1.5cm 处；积液量少时可侧卧，穿刺点为脐水平线与腋前线或腋中线交点处；包裹性积液需在超声定位后穿刺。

45. ABDE 水痘是具有高度传染性的儿童常见疾病，好发于 2 ~ 6 岁，传染源主要是患者，患者急性期水痘内容物及呼吸道分泌物、血液内均含有病毒。

46. ABCE 急性上呼吸道感染并发症有中耳炎、鼻窦炎、颈淋巴结炎、支气管炎、肺炎、急性肾炎等。

47. ABDE 典型水痘皮疹的特征是：分批出现的斑疹、丘疹、疱疹和结痂常同时存在。

48. CE 补钾静脉滴注浓度不能超过 0.3%；应持续补 3 ~ 5 天，因不仅要补充细胞外液的钾，还要补充细胞内钾及总钾。

三、共用题干单选题

49. A 该患儿有重度窒息史，出生不久即出现神经 - 精神症状，前囟张力高，双侧瞳孔大。患儿无明显感染史、血钙、血糖在正常范围，应考虑是否存在颅内出血，首先应进行头颅 B 超检查。

50. B 该患儿现病情危重，应首先控制症状，待病情平稳后再行腰椎穿刺术排除是否存在颅内感染。

51. C 亚胺培南作为广谱抗生素可以在严重感染时应用，但有潜在引发抽搐的可能，所以中枢感染抽搐的患儿不用。

52. A 隔夜菜中含有大量亚硝酸盐，患儿食用后出现口唇及甲床明显发绀等体征说明患儿氧和血红蛋白含量减低，进一步表明患儿系亚硝酸盐中毒。

53. D 亚硝酸盐中毒的原因系血红蛋白被亚硝酸盐氧化为高铁血红蛋白而致氧化血红蛋白含量减低，导致组织缺氧。

54. C 迅速催吐、洗胃及导泻，进食较久者洗肠，并给予吸氧及其他对症治疗。亚硝酸盐中毒轻症者可口服亚甲蓝，每次 $3 \sim 5mg/kg$，每天 3 次。重症者立即给予 1% 亚甲蓝 $1 \sim 2mg/kg$ 加葡萄糖液缓慢静脉注射解毒（>10 分钟）。

55. A 反复咳喘，夜间、晨起症状明显，支气管舒张剂效果明显，肺可闻及散在哮鸣音，符合支气管哮喘的诊断。

56. E 舒张试验阴性，不能排除支气管哮喘的诊断。其余选项均正确。

57. B 局灶或融合性炎症坏死不是支气管哮喘的常规病理表现。

58. C 根据本病例的临床症状、体征、实验室检查以及头孢类抗菌药物治疗效果不佳，首先考虑肺炎支原体感染所致的支原体肺炎。

59. D 胸腔穿刺抽液查胸腔积液常规有助于判断胸腔积液的性质，是寻找胸腔积液病因最主要的检查措施。

60. A 肺炎支原体肺炎首选大环内酯类抗生素治疗。

61. C 肺炎支原体肺炎首选大环内酯类抗菌药物治疗，疗程 $2 \sim 3$ 周。

62. A 儿童乙肝抗病毒药物一线药物有干扰素-α 与恩替卡韦，但干扰素-α 不能用于肝功能明显障碍患儿。

63. C 反映疗效的指标是 HBV DNA 水平。

64. A HBV DNA 水平明显下降、甚至转阴，肝功能正常，提示治疗出现疗效，应继续原方案治疗。

65. E 乙型病毒性肝炎的功能性治愈标准是指在治疗后患者的肝脏功能已经完全恢复正常，同时通过检测 HBV DNA、HBe 抗原和 HBs 抗原等指标，证明病毒已经被控制住或消除了。其中，HBV DNA 高敏方法检测持续阴性是最关键的指标之一，意味着病毒基因已经不再在体内复制。同时，HBe 抗原和 HBs 抗原的转换也表明了病毒已经被清除或处于非活动状态。其他选项中只考虑了部分指标而未涵盖全部标准，因此不符合功能性治愈的标准。

四、案例分析题

66. C 根据患儿的病史和体征表现，最可能的诊断是先天性心脏病。患儿既往多次感冒和肺炎，提示其呼吸道易感，查体发现心界稍大，可闻及Ⅱ级全收缩期杂音和震颤，并且有肺动脉第二音明显亢进，提示患儿存在心脏病变。此外，患儿年龄较小，心脏病变的可能性更多是先天性的。因此，最可能的诊断是先天性心脏病。其他选项的病因或者表现不符合患儿的情况，可以排除。

67. ABCDEF 先天性心脏病的病因是多种多样的，可能与以下因素有关：宫内缺氧、宫内感染、孕母缺乏叶酸、孕母患有糖尿病、孕母接触放射线以及遗传等。

68. ABCEF 该患儿需要进行手术治疗，为了做好手术前的准备工作，需要进行一系列检查。胸片可帮助了解肺部情况；心电图可评估心脏电活动情况；心脏彩超可确定合并畸形或损害程度；心导管检查和心血管造影可以明确病变类型、位置和范围等细节信息，对手术方案的制订和手术操作的实施具有重要意义。因此，在手术前应尽可能地完成上述检查项目，并请专业医生根据检查结果为患儿制订个性化的手术计划和处理方案。

69. ABCDF 洋地黄是一种常用于心力衰竭治疗的强心剂，其使用应遵循适当的原则。首剂应予以洋地黄化量，即所需剂量的1/2左右，随后根据患者的具体情况和病情进展，调整个体化的剂量。洋地黄与钙剂同时使用时会增加洋地黄在心脏组织中的浓度，加重洋地黄中毒的风险。因此，在洋地黄治疗期间应避免钙剂的大量使用。洋地黄的使用剂量应根据患者的年龄、体重、病情等个体化特点来确定。对于有肝肾功能障碍的患者，需要根据具体情况酌情减少剂量或停止使用。另外，洋地黄的应用需要注意中毒的风险，特别是在心衰越严重的患者中，更容易发生洋地黄中毒。因此，在使用洋地黄时应密切监测患者病情和药物反应，并遵循医嘱进行用药。

70. BCF 根据患儿的临床表现和体征，考虑到可能存在先天性心脏病。本病可伴随着漏斗部肥厚，导致肺动脉瓣关闭不全，使肺动脉第二音下降或消失。本病可发生艾森曼格综合征，即右心室增大和肺动脉高压。本病可由于肺动脉高压引起声带神经损伤，导致声音嘶哑。A、D、E选项叙述上存在错误：本病的发绀是持续性发绀，不是差异性发绀；该病不是最常见的先天性心脏病；本病不会引起水冲脉和指甲床毛细血管搏动。

71. ABDI 支气管哮喘的辅助检查包括肺功能、呼出气一氧化氮检查、过敏原检查、血常规嗜酸粒细胞检查。

72. ADH 患儿咳嗽、喘息10天，加重1天就诊，体格检查肺内闻及喘鸣音，诊断支气管哮喘（急性发作期）：走路时气短，说话成句，神志清楚，略烦躁，三凹征（－），双肺可闻及少许哮鸣音，符合支气管哮喘急性发作（轻度）；伴随鼻塞、流涕、打喷嚏，诊断过敏性鼻炎。

73. ABEHJ 支气管哮喘的治疗包括：环境控制，避免接触过敏原、吸入性糖皮质激素是首选长期控制药物、吸入性速效β₂受体激动剂是首选急性发作的缓解药物，急性期避免剧烈体育活动，加强哮喘防治教育，伴发过敏性鼻炎时进行治疗。

74. BCE 患儿有上呼吸道感染及结膜炎表现，发热3天后出疹，皮疹位于头面部及躯干部，为红色斑丘疹，有流行病学史，首先考虑麻疹。患儿有气急、鼻翼扇动，口唇青紫，呼吸、心率快，心音低钝，双肺吸湿啰音，肝大，需考虑并发肺炎、心力衰竭。

75. E 目前合并心力衰竭，需收住院治疗。

76. D 本患儿为麻疹合并肺炎、心力衰竭，首先治疗心力衰竭及控制感染。

77. ABCD 合并脑炎可出现神经系统症状、体征，累及延髓时出现呼吸节律不规则；吸气性呼吸困难常见于下呼吸道阻塞性疾病。头痛、呕吐是颅内压增高的常见症状之一，也可能与脑炎有关。嗜睡、意识蒙眬或昏迷是中枢神经系统功能受损的表现，提示可能存在脑炎或脑膜炎。瞳孔等大但对光反应迟钝提示可能存在颅内压增高或中枢神经系统受损。呼吸节律不规则可能与颅内压增高以及脑干功能损害有关。肌肉无力、四肢抽搐症状可以出现在多种疾病中，包括癫痫、脑膜炎等等。只有轻微乏力、食欲下降相对较为常见，无法明确提示是否存在脑炎。

78. D 应采取被动免疫，接触麻疹5天内尽快给予丙种球蛋白。

79. DE 法洛四联症和完全性大动脉转位属于青紫型，平素有发绀。该患儿6个月，口周逐渐发绀，查体心脏杂音，结合患儿的年龄和症状，考虑到先天性心脏病的可能性比较大。根据症状和体征，可

全真模拟试卷（三）答案解析

以初步排除动脉导管未闭和肺动脉瓣狭窄。房间隔缺损和室间隔缺损也有可能出现类似的症状和体征，但多数情况下不会引起明显的发绀症状。因此，最可能的诊断是法洛四联症或完全性大动脉转位。

80. CD 心电图、胸部 X 线片和超声心动图是最常用的辅助检查。超声心动图是一种无创性检查方法，可以清晰地显示心脏结构和功能。对于这类可能存在先天性心脏病的患者来说，超声心动图是最常用的诊断工具之一，可以帮助医生确定心脏结构是否存在异常以及异常的类型和程度等。心电图是一种检测心脏电活动状态的方法，通过记录心脏电信号变化的过程，可以初步了解心脏的结构和功能是否正常。对于存在心脏杂音等症状的患者来说，心电图可以检测心脏节律、心室肥厚等问题，并排除其他潜在的疾病。

81. DE 法洛四联症和完全性大动脉转位心电图检查均可能出现右心室肥大。

82. B 既往体健的孩子，前驱感染史后出现乏力、胸闷、消化道症状，室性期前收缩，ST-T 改变，CK-MB 和肌钙蛋白水平升高，心脏轻度扩大，柯萨奇病毒 IgM（+），符合病毒性心肌炎诊断，A 和 C 无法解释心脏方面明显的异常，不考虑。病程短，没有关节表现，UCG 没有瓣膜受累，不支持风湿性心脏病，而且风湿性心脏病也无法解释 CK-MB 和肌钙蛋白水平明显升高。没有心脏杂音，UCG 表现没有发现结构异常，先天性心脏病不考虑。虽然有心脏轻度扩大，但既往体健，病史很短，射血分数处于临界值，卜降不明显，不支持扩张型心肌病。

83. ACEFG 急性病毒性心肌炎的治疗需限液并控制液体速度，如需要应用洋地黄类制剂需减量。

84. EG 急性病毒性心肌炎、心功能不全时发生严重心律失常时，治疗原则上不能应用负性肌力明显的药物，包括普罗帕酮、维拉帕米等，电复律和胺碘酮为首选。

85. BD 患者诊断为急性淋巴细胞白血病。患者肿瘤负荷较大，在开始化疗后出现恶心呕吐，血钾与尿酸升高，故发生了肿瘤溶解综合征。患儿有原发病白血病，有皮肤黏膜出血表现，凝血功能异常，亦合并有 DIC。

86. ABCD 肿瘤溶解综合征的临床表现以高尿酸血症、高钾血症、高磷血症与低钙血症为主。

87. BCEG 尿酸氧化酶可使尿酸氧化为尿囊素，易于由肾脏排出。别嘌醇可抑制尿酸形成，从而影响尿酸氧化酶发挥作用，故不宜联用。肿瘤溶解时，易出现高钾血症，故禁忌补钾。患儿存在高白细胞血症，易发生白细胞淤滞，过于积极输注红细胞，可增加血液黏稠度。过度使用抗生素会增加细菌耐药性的风险，并可能导致其他不良反应。在治疗患儿的同时，需要密切监测并控制可能的感染，并谨慎选择使用抗生素。

88. ABCEF 组氨酸代谢障碍会导致神经系统功能异常和智力发育迟缓等症状。高精氨酸血症是一种罕见的代谢紊乱疾病，可导致神经系统受损和智力障碍等症状。半乳糖血症常伴有呕吐、腹泻、体重下降等消化系统症状，严重者可导致神经系统功能受损。先天性甲状腺功能减低症也会导致智力发育迟缓和生长发育受限等症状。呆小病是一种常见的神经发育异常疾病，患儿常表现为智力障碍、言语和运动发育迟缓等症状。

89. ABDE 血浆氨基酸分析可排除组氨酸血症、高精氨酸血症等代谢紊乱疾病的可能性。尿液有机酸分析可帮助排除半

乳糖血症、苯丙酮尿症等代谢紊乱疾病的可能性。DNA 分析可用于检测 21 - 三体综合征的遗传基因突变情况，有助于明确其病因。尿蝶呤水平增高提示存在 21 - 三体综合征的可能性，但并非特异性指标。C 和 F 不太适用于此患儿的诊断，染色体核型分析主要适用于 21 - 三体综合征等染色体异常引起的疾病，尿蛋白测定则主要用于肾脏疾病的诊断。

90. AF 根据患儿的症状和体征，其可能的疾病为苯丙酮尿症。其发病机制可能是：苯丙酮尿症是一种二氢生物蝶呤还原酶先天缺陷引起的代谢性疾病，导致体内苯丙氨酸不能正常代谢。苯丙氨酸羟化酶是肝细胞内的一种重要酶，苯丙酮尿症时其会受到影响，从而导致苯丙酮酸等有害物质在体内积累。

91. ABCDEF 根据患儿的症状和体征，其可能罹患的疾病为苯丙酮尿症。该疾病的治疗措施包括：苯丙酮尿症是一种终身遗传性代谢紊乱疾病，需要长期的低苯丙氨酸饮食和营养支持。限制苯丙氨酸摄入量，避免造成脑部损伤和神经系统功能障碍。治疗苯丙酮尿症需要维持低苯丙氨酸饮食，至少需要持续到青春期以后。维持血中苯丙氨酸浓度在适当范围内。对于不同年龄段的患者，苯丙氨酸的需要量有所不同，需要根据个体情况进行调整。L - DOPA 主要用于去氧麻黄原苷缺乏型苯丙酮尿症的治疗，而非所有苯丙酮尿症患者都适合使用。

92. ABDE 苯丙酮尿症是一种遗传性代谢疾病，通过新生儿筛查可以及时发现患者并采取相应的治疗。苯丙酮尿症是一种常见的遗传性代谢疾病，具有明显的家族聚集性，因此避免近亲结婚能够有效降低疾病的发生率。对于有苯丙酮尿症家族史的孕妇，可以通过 DNA 分析或者检测羊

水中蝶呤的方法进行产前诊断，从而及时发现胎儿是否患有该疾病。选项 F 不正确，苯丙酮尿症是一种严重的遗传性代谢疾病，预防工作对于减少疾病的发生和减轻患者的痛苦具有重要意义。

93. ABCD 吸氧可提供足够的氧气供应，维持患儿的呼吸功能。病因治疗：针对引起癫痫持续状态的潜在原因进行治疗，如感染、代谢性紊乱等。地西泮是一种常用的抗癫痫药物，可以通过静脉注射迅速控制癫痫发作。水合氯醛是另一种用于癫痫持续状态的药物，可以通过灌肠途径给予，有助于中断癫痫发作。其他选项 E、F、G 不适用于处理癫痫持续状态。

94. ABCEF 卡马西平是一种广谱抗癫痫药物，常用于治疗部分性癫痫和全身性癫痫。丙戊酸钠是一种广谱抗癫痫药物，常用于治疗多种类型的癫痫发作。扑痫酮是一种广谱抗癫痫药物，常用于治疗部分性癫痫和全身性癫痫。苯巴比妥是一种广谱抗癫痫药物，常用于治疗多种类型的癫痫发作。苯妥英钠是一种广谱抗癫痫药物，常用于治疗部分性癫痫和全身性癫痫。青霉素、呋塞米和甘露醇不属于抗癫痫药物。

95. BDFH 小儿癫痫中小运动型发作的主要特点是不典型失神、肌阵挛性和强直性发作（选项 B）、大多患儿为中至重度智力落后（选项 F）和小儿智力正常（选项 H）。吸吮口唇和吞咽动作不是主要特点。儿童多动综合征是一种与癫痫无关的疾病，与小儿癫痫中小运动型发作无关。脑电图呈慢的棘 - 慢波发放是小儿癫痫中小运动型发作的主要特点之一（选项 D）。小儿癫痫中小运动型发作通常不伴有明显的意识障碍。幻觉、幻影、恐惧等精神症状与小儿癫痫中小运动型发作无关。小儿癫痫中小运动型发作通常伴有智力落后。

96. BCDEF 小儿癫痫用药的原则是以单种药物治疗为主（选项 B）、坚持长期服药至控制发作 2 年后（选项 C）、注意监测癫痫药物的浓度（选项 D）、按发作类型选择用药（选项 E）和注意用药时的个体差异（选项 F）。治疗时，剂量通常是逐渐增加的，而不是一开始就使用大剂量。单种药物治疗是首选，可以减少药物的不良反应和相互作用。癫痫患者需要长期服药以控制发作，通常至少需要服药 2 年以上。癫痫药物的浓度监测可以帮助确定药物的疗效和副作用。不同类型的癫痫发作可能需要不同的药物治疗。每个患者对药物的反应和耐受性可能不同，需要根据个体差异进行调整。联合用药通常是在单药治疗无效时考虑的选择。停药应该是在医生的指导下逐渐减量，而不是立即停药。

97. A 如果怀疑颅内占位，必须慎重考虑进行腰穿检查（选项 A）。腰穿检查是通过穿刺腰椎脊髓腔，获取脑脊液进行检查。在怀疑颅内占位的情况下，腰穿检查可能会增加颅内压力，导致危险的并发症，因此必须慎重考虑。MRI（磁共振成像）是一种无创的影像检查方法，可以提供详细的颅内结构信息，对于颅内占位的诊断非常有帮助。B 超（超声波）检查主要用于检查腹部和盆腔等部位，对于颅内占位的诊断没有帮助。CT（计算机断层扫描）是一种影像检查方法，可以提供颅内结构的横断面图像，对于颅内占位的诊断

有一定的帮助。X 线检查对于颅内占位的诊断没有帮助。脑电图检查可以记录脑电活动，对于癫痫发作的诊断有帮助，但对于颅内占位的诊断没有直接帮助。心电图检查主要用于心脏疾病的诊断，对于颅内占位的诊断没有帮助。因此，根据题目描述，最符合的答案是腰穿检查。在怀疑颅内占位的情况下，腰穿检查必须慎重考虑，因为它可能增加颅内压力并导致危险的并发症。其他选项如 MRI 和 CT 可以提供更准确的诊断信息。

98. AE 新生儿败血症的早期症状、体征常不典型。一般表现为反应低下、不吃、不哭、不动、体重不增、发热或体温不升等非特异性表现（"五不一低下"）。患儿生后 10 天发现皮肤黄染，考虑病理性黄疸。

99. ABCDH 根据描述，患儿出生后 10 天出现皮肤黄染伴发热，血清总胆红素和直接胆红素升高，提示可能存在新生儿黄疸。此外，脐轮红且有脓性分泌物，血白细胞计数升高，中性粒细胞占比增加，提示可能存在脐部感染。因此，患儿可能出现黄疸或黄疸加重、腹胀、肝脾大、精神差、食欲缺乏、发热、体温不升以及有感染表现的临床表现。

100. C 该患儿脐轮红，有脓性分泌物，可能诊断为新生儿脐炎。出现小儿黄疸，血红蛋白以及血清总胆红素增多，可能诊断为败血症、高胆红素血症。

全真模拟试卷（四）答案解析

一、单选题

1. B 额缝在 20 岁左右骨性闭合，而其他骨缝则在 2 岁内大部分闭合，所有骨缝多在 20 岁左右骨性闭合。前囟和后囟的闭合时间也有明确的描述，前囟在 1～1.5 岁时关闭，后囟出生时接近闭合，最迟在 6～8 周时关闭。因此，选项 B 是正确的。选项 ACD 和 E 都是错误的描述。

2. A 小儿 1 岁可以走，出现腰曲。

3. C 正确答案为 C，即碳水化合物。根据题干内容可知，0～6 个月婴儿食物中的碳水化合物主要是乳糖，其次为蔗糖和少量淀粉，而肠双糖酶的发育与胎龄有关，是肠功能发育的标志，由此可以推断，新生儿对碳水化合物的消化和吸收能力相对较弱。而蛋白质、脂肪等宏量营养素则在一定程度上已经发育成熟，只有在细节方面存在差异。维生素和矿物质虽然重要，但属于微量营养素，不属于本题考查范围。因此，选项 C 是正确答案。

4. D 口角炎是维生素 B_2 缺乏所致。

5. C 新生儿窒息首选的复苏措施为清除呼吸道黏液，保持气道畅通，吸氧。

6. A 新生儿肺出血是一种比较严重的疾病，具有较高的死亡率和致残率。选项中新生儿肺出血的发生与低氧血症、酸中毒等因素关系最为密切，这些因素会引起血管收缩，从而导致肺动脉压升高，使肺血管壁破裂，导致肺出血。其他选项中，足月儿、贫血、先天性心脏病和配方奶喂养等因素也可以影响新生儿的生长发育和健康，但是它们与新生儿肺出血的关系并不如 A 选项。

7. C 轻度、短暂（24～48 小时）高血糖可通过减慢葡萄糖输注速率纠正，必要时用生理盐水。对于出现严重高血糖或危及生命的情况，需要尽快降低血糖水平至正常范围。但在处理过程中需避免血糖波动幅度过大，以免引起低血糖等不良反应。在采用上述措施无法满足降低血糖的需要时，可考虑使用胰岛素进行治疗。但须注意药物剂量和使用方法，避免发生低血糖等不良反应。在患儿伴有水肿、肺积液等情况时，可使用利尿剂进行处理，促进体内多余水分的排出。

8. B 中枢性尿崩症是由于各种原因导致的 ADH 合成和释放减少，造成尿液浓缩，表现为多饮、多尿、大量低渗尿，血浆 ADH 水平降低，应用外源性 ADH 有效，不会表现为多汗。

9. B 苯丙酮尿症患儿出生时正常，一般在 3～6 个月时始出现症状。1 岁时症状明显。

10. D （1）神经系统：以智能发育落后最为突出，智商常低于正常。可有表情呆滞、易激惹，可伴有惊厥，如未经治疗，大都发展为严重的智力障碍。BH_4 缺乏型神经系统症状出现早且重，常见肌张力减低、嗜睡或惊厥、智能落后明显。（2）皮肤：出生时毛发色泽正常，生后数月因黑色素合成不足。毛发、皮肤和虹膜色泽变浅，面部可有湿疹样皮疹。（3）体味：由于尿液和汗液中排出较多苯乙酸，可有明显鼠尿臭味。

11. E Hp 感染致慢性胃炎的机制是 Hp 分泌毒素引起炎症，多种毒素渗入黏膜致中性粒细胞浸润，导致黏膜屏障破坏，氢离子逆向弥散，引起散在的胃黏膜糜烂。Hp 分泌空泡毒素 A 是导致胃癌的机制。

12. D 毛细支气管炎症状轻重不等，可无热或低热至中度发热，选项 D 错误，其余选项均正确。

13. D 梗阻性肥厚型心肌病时，首选药物为 β 受体阻滞剂或钙离子拮抗剂。而增强心肌收缩力的药物会加重流出道梗阻，从而加重梗阻性肥厚型心肌病的症状。选项 D 错误，其余选项均正确。

14. A 所谓选择性蛋白尿为尿液中出现以白蛋白为主的中分子蛋白质。

15. E 遗传性球形红细胞增多症是可以引起红细胞渗透脆性增高的溶血性贫血。它是一种常染色体显性遗传疾病，由于红细胞膜骨架和骨架结合蛋白的异常导致红细胞形态异常，使其缺乏变形能力，而且更容易受到机械性损伤、压力或低温等刺激而发生溶血。在遗传性球形红细胞增多症中，红细胞成为微球形，失去了正常的双凸形态，因而导致溶血性贫血。这种疾病通常会增加红细胞渗透性，使得红细胞更加容易受到破坏。而其他选项所列出的疾病不具有红细胞渗透脆性增高的特点，因此答案为 E。

16. E 红细胞生成缺铁期（IDE 期），亦称隐形缺铁期，骨髓储存铁耗竭，SF 降低更明显，运铁蛋白饱和度降低，红细胞游离原卟啉（FEP）增多，但血红蛋白（Hb）不降低。

17. D 从心房或房室连接处突然发生规律的快速心律，统称为室上性心动过速，常具有突发突止、反复性的特点，发作时可首选兴奋迷走神经的方法纠正。阵发性室性心动过速则首选同步直流电击复律。

18. B 根据病理生理改变，低渗性脱水时，细胞外的水进入细胞内，因此细胞外脱水更明显，临床脱水症状比实际脱水重，易发生休克。高渗性脱水则相反，细胞内水进入细胞外，细胞内脱水明显，易引起神经系统症状，而脱水症状比实际脱水轻，不易发生休克。

19. B 小儿急性偏瘫多因闭塞性脑血管病变造成局部脑组织缺血或坏死所致，以大脑中动脉病变最为常见。病因以感染引起的脑血管炎居多，由致病微生物直接侵犯或感染后的变态反应所致，选项 B 正确。

20. D 根据儿童生长发育的标准，3 岁小儿身高 90cm 和体重 14kg 均处于正常范围内。按照国内儿童口腔健康计划要求，3 岁儿童牙齿数应该为 20 颗，因此牙齿数也未见异常。因此答案为 D，正常，身材属于正常范围之内。

21. E 新生儿的 Apgar 评分为 3 分，说明其出生时存在明显窘迫情况。出生后出现呼吸困难、肺气肿等症状，提示其可能存在呼吸系统问题。考虑到 X 线检查显示肺气肿，进一步引发心脏负荷增加，导致心肌的损伤和肥厚。因此，最可能的诊断为持续性肺动脉高压。

22. D 该患儿肺部症状出现早，消失快，考虑新生儿湿肺。湿肺是一种自限性疾病，多发生在出生后 24 小时内。其主要症状为呼吸急促、肺部啰音、气促等，查体时可听到肺呼吸音减低，X 线检查可见两肺广泛斑点阴影和叶间积液。该疾病的病因尚未明确，可能与胎儿宫内缺氧或分娩过程中窒息有关。

23. E 21 - 羟化酶缺乏会导致肾上腺激素合成通路中 17α - 羟孕酮的累积，使得雄激素和多巴胺合成不足，引起男性婴儿外生殖器畸形。

24. C Ⅲ度喉梗阻吸气性呼吸困难明显，喉鸣声较响，胸骨上窝、锁骨上窝、锁骨下窝、上腹部、肋间等处软组织吸气性凹陷显著。烦躁不安，不易入睡，不愿进食。口唇及指、趾发绀，肺部呼吸音明显降低，心率增快，心音低钝。该患儿"吸气性呼吸困难，口周发青，口唇、指、趾发绀，双肺呼吸音减低，……心率140次/分，心音低钝"，符合Ⅲ度喉梗阻。

25. A 由于肺动脉狭窄，患儿血氧含量下降，轻微活动，如吃奶、啼哭、情绪激动、体力活动、寒冷等，即可出现气急及发绀加重。

二、多选题

26. ABCD 乳牙总共有20个，恒牙的数量则在28~32个之间，因此选项A和B是正确的。同时第三恒磨牙有终生不出现的情况，因此选项C也是正确的。关于恒牙的生长时间和顺序，文中提到了第一恒磨牙在第二乳磨牙之后萌出，称为6龄齿；而第三恒磨牙在18岁以后才开始出现。因此选项D正确，选项E错误。

27. ACD 新生儿败血症可合并肺炎、脑膜炎、坏死性小肠结肠炎、化脓性关节炎和骨髓炎等。败血症细菌可经血液或淋巴侵入脑膜，导致脑膜炎。常见症状包括高热、头痛、呕吐、颈项强直等（选项A正确）。败血症细菌可侵入骨组织，引起骨髓炎。常见症状包括高热、关节疼痛、肿胀等（选项C正确）。败血症细菌可侵入肺组织，引起肺炎。常见症状包括咳嗽、呼吸急促、胸痛等（选项D正确）。虽然胸膜炎在新生儿败血症中并不罕见，但相对于前三项来说发生率较低，故不属于本题答案。

28. ABCD 心肺复苏中补充碳酸氢钠主要是为纠正酸中毒环境，包括代谢性酸中毒和呼吸性酸中毒。心脏停搏时由于缺氧和缺血导致细胞内的代谢产物堆积，使得血液 pH 下降，出现酸中毒。补充碳酸

氢钠可以中和血液中的代谢性酸，提高血液 pH，改善组织器官的功能，同时也有助于提高心肌和中枢神经系统的功能。此外，适当的酸碱平衡可以增强肾上腺素能受体的功能，促进心肌收缩，提高心肌灌注压力，从而达到更好的治疗效果。

29. ABCD 中毒性菌痢循环衰竭时的并发症临床上以感染性休克为主要表现。脑水肿型、呼吸衰竭型以脑水肿、脑疝、中枢神经呼吸衰竭为特征。

30. ABCDE 铁的储存：主要储存于以铁蛋白和含铁血黄素形式贮存于单核。母乳和牛乳含铁量较低，约1mg/L，但母乳中铁的利用率可高达50%左右，牛乳仅10%左右。铁的存在形式可分为血红素铁和非血红素铁，也叫做二价铁和三价铁。食物中的铁，主要以二价铁的形式在十二指肠和空肠上段被吸收。维生素C属于一种抗氧化剂，将难以吸收的三价铁还原成容易吸收的二价铁，从而促进铁元素的吸收。血液中与运铁蛋白结合的铁量即为血清铁。

31. ABCDE 肾病综合征小儿常见并发症有：原发性腹膜炎、低钠血症、肾静脉血栓、低钙血症、急性肾损伤。

32. ABCDE 新生儿呼吸窘迫综合征（1）一般治疗：①保温：保持皮肤温度在36.5℃。②监测：体温、呼吸、心率、血压和动脉血气。③保证液体和营养供应：第1天液体量为70~80ml/（kg·d），以后逐渐增加，液体量不宜过多，否则易导致动脉导管开放，甚至发生肺水肿。④纠正酸中毒。⑤抗生素：原则上不主张用，但若合并感染，应依据细菌培养和药敏结果选择相应抗生素。（2）表面活性物质替代治疗；（3）一般氧疗；（4）CPAP治疗，目的是使有自主呼吸的患儿在整个呼吸周期中都接受高于大气压的气体，以增加肺

功能残气量（FRC），防止呼气末肺泡萎陷，以改善肺氧合及减少肺内分流；（5）机械通气治疗：常用常频机械通气（CMV），新生儿最好使用持续气流、时间转换、压力限制型呼吸肌。

33. ABCDE 引起小儿腹泻的非感染因素有：（1）饮食因素：喂养不当可引起腹泻；症状性腹泻；过敏性腹泻；原发性或继发性双糖酶缺乏或活性降低，肠道对糖的消化吸收不良而引起腹泻。（2）气候因素：气候突然变化、腹部受凉，使肠蠕动增加；天气过热，消化液分泌减少或由于口渴饮奶过多等都可能诱发消化功能紊乱致腹泻。

34. ABDE 小儿下呼吸道黏膜柔嫩，血管丰富，含丰富的黏液腺，选项 C 错误，其余选项均正确。

35. ABC 特发性肺含铁血黄素沉着症病理改变：（1）急性期：病理学改变为肺泡和细支气管腔内的出血，肺泡上皮细胞肿胀、变性、脱落，肺泡腔内可见红细胞和含铁血黄素巨噬细胞，肺泡毛细血管扩张、扭曲，肺泡壁可见弹性纤维变性，毛细血管增生，基底膜增厚。电子显微镜下可见弥漫性毛细血管损害、内皮细胞肿胀、Ⅱ型肺泡上皮局部增生、基底膜失去正常结构呈灶性断裂，蛋白沉积于基底膜上。（2）慢性期：肺泡间质大量含铁血黄素沉着，肺泡间质纤维组织增生，肺泡壁及小叶间隔增厚。肺内纤维化可形成肺高压而继发左心或右心肥大，甚至有肺心病。部分患儿并发肝、脾、周围淋巴结内出血及肿大。（3）后遗症期：病理上为肺间质纤维化，电镜显示肺泡毛细血管失去正常结构，呈灶性破裂，并有胶原纤维沉积。

36. ABCD 贫血时可出现呼吸加速、心率加快、脉搏加强、动脉压增高，有时可见毛细血管搏动。

37. ABCE 新生儿及幼婴由于髓袢短、尿素形成量少（婴儿蛋白合成代谢旺盛）以及抗利尿激素分泌不足，使浓缩尿液功能不足，在应激状态下保留水分的能力低于年长儿和成人，选项 D 错误，其余选项均正确。

38. ACDE 单纯型高热惊厥表现为全面强直阵挛发作，持续时间小于 15 分钟，24 小时内无复发，无异常神经系统体征。热性惊厥具有明显的年龄依赖性及家族遗传倾向，单纯型 FS 起病年龄为 6 个月至 5 岁。

39. BCDE 小儿重症肌无力的特点为晨轻暮重，休息后好转，活动后加重，最常见双眼睑下垂和眼外肌麻痹，多不伴肌肉萎缩及血钾改变，抗胆碱酯酶药物治疗有效。

40. BCDE 影响儿童睡眠的因素包括：（1）年龄：年龄愈小的儿童愈容易出现睡眠障碍，其原因可能与小儿神经功能不够完善及环境适应功能相对较差有关。（2）外界因素：尤其是父母的教养行为，不良的睡眠习惯往往会破坏正常的睡眠节律，导致睡眠模式紊乱而出现睡眠障碍。（3）儿童躯体状况：诸如感冒、过敏亦是儿童睡眠障碍发生的影响因素，呼吸道疾病对儿童睡眠影响突出，与睡眠呼吸障碍显著相关。（4）儿童看护人变换：经常变换儿童看护人员会导致儿童睡眠障碍发生率显著升高。由于经常变换儿童看护人，一方面儿童要频繁适应不同的睡眠环境，另一方面亲子间交流相对减少。这样儿童容易产生内心矛盾及情绪障碍导致睡眠障碍，相对固定的看护人员有助于儿童良好的睡眠。（5）母亲有睡眠障碍：许多睡眠障碍的发生与遗传有关，如梦游、梦呓、遗尿、夜惊等。

41. AD 血 ASO 滴度增高只能说明近

期有链球菌感染，提示有风湿热可能，不反映风湿活动性。

42. ABE 活动期 SLE 的血细胞三系中可有一系或多系减少（需除外药物所致的骨髓抑制）；尿蛋白、红细胞、白细胞、管型尿等为提示临床肾损害的指标。血沉在病情活动期常增高；SLE 的 C 反应蛋白正常或轻度增高，合并感染或关节炎较突出者可明显增高；血清补体 C3、C4 及 CH50 水平与 SLE 活动度呈负相关。血小板一般正常，亦可减少。

43. ABE 渗出性多形性红斑的临床表现有红斑较大，疱疹多。黏膜病变尤以口唇炎及结膜炎更常见且严重。轻型患者有低热或中度发热，严重者常伴有高热、寒战，可发生中毒性休克、急性心肌炎、心脏扩大、心力衰竭。

44. ABCE 性早熟的治疗：（1）病因治疗：肿瘤引起者应手术切除或进行化疗、放疗；甲状腺功能低下症所致者予甲状腺制剂纠正甲状腺功能；先天性肾上腺皮质增生症患者可采用肾上腺皮质激素治疗。（2）药物治疗：目前国内外对中枢性性早熟的治疗主要采用促性腺激素释放激素类似物（GnRHa）。其作用原理是利用下丘脑激素类似物竞争性抑制自身分泌的 GnRH，减少垂体促性腺激素分泌。甲黄体酮和环丙氯地黄体酮能抑制性腺发育，但不能有效抑制骨成熟加速。酮康唑可以抑制性激素合成，但可能发生肾上腺皮质减退及暂时性肝功能损害，不宜长期使用。达那唑：达那唑治疗性早熟可改善成年终身高，但其有弱雄激素作用，长期应用可产生男性化特征。

45. ACDE 下列情况按预防性抗结核感染治疗：（1）接种过卡介苗，但结核菌素试验最近 2 年内硬结直径增大≥10mm 者可认定为自然感染；（2）结核菌素试验

反应新近由阴性转为阳性的自然感染者；（3）结核菌素试验呈强阳性反应的婴幼儿和少年；（4）结核菌素试验阳性并有早期结核中毒症状者；（5）结核菌素试验阳性而同时因其他疾病需用糖皮质激素或其他免疫抑制剂者；（6）结核菌素试验阳性，新患麻疹或百日咳的小儿；（7）结核菌素试验阳性的人类免疫缺陷病毒感染者及艾滋病患儿。化学预防一般用异烟肼 10mg/（kg·d），总量不超过 0.3g/d，疗程 9 个月最佳。

46. ABCD 小儿结核性脑膜炎晚期的临床特点有：患儿由意识模糊、半昏迷而后进入昏迷，频繁发作阵挛性或强直性惊厥，角弓反张或去大脑强直，弛张高热，呼吸不整等明显颅内高压表现，甚至出现脑疝。常伴有代谢性酸中毒、脑性失盐综合征、低钾血症等水、电解质代谢紊乱。

47. ABC 小儿伤寒起病急，消化系统表现中可见到厌食、腹胀、腹泻、口腔溃疡等症状。查体发现肝脾大，也是伤寒的重要体征之一。病情严重者可能出现各种并发症，如心肌炎、心力衰竭、肺炎、胆囊炎、肠出血及肠穿孔，部分可出现 DIC 等。白细胞减少，伴中性粒细胞减少和嗜酸粒细胞减少或消失。

48. ABCE 丙种球蛋白主要是用于治疗某些原因引起的丙种球蛋白缺乏症，其中包括 X-连锁无丙种球蛋白血症、X-连锁高 IgM 血症、X-连锁严重联合免疫缺陷病和慢性肉芽肿病等。而选择性 IgA 缺陷病则是指 IgA 水平显著降低，但其他免疫球蛋白正常的一种免疫缺陷性疾病，由于该疾病患者对于丙种球蛋白有可能出现过敏反应，所以不宜使用丙种球蛋白治疗。因此，本题答案为 ABCE 选项。

三、共用题干单选题

49. C 该患儿的临床表现包括少哭、

少吃、少动 7 天，伴皮肤硬肿 3 天，全身发绀、四肢凉以及口鼻腔流出血性泡沫液体等情况，提示可能存在肺部问题，特别是肺出血。

50. B 呼吸机的应用大大提高了治愈率，新生儿肺出血应立即 IPPV 机械通气，并给予适当的 PEEP。

51. E 治疗应采取综合治疗，如保暖、保持呼吸道通畅、吸氧、治疗原发病、纠正酸中毒及出凝血障碍、补充血容量、用多巴胺维持血压在 50mmHg 以上。对肺出血高危儿只要有低氧血症，尤其合并低体温或酸中毒者，应行气管插管，以便能起到早期治疗或预防肺出血的作用。

52. A 患儿呼吸机辅助呼吸，突然出现面色发绀，氧饱和度下降，双肺出现湿啰音，考虑肺出血。

53. B 患儿腹部症状明显，应立即行腹部 X 线片检查。

54. A 患儿为早产儿、出生 30 周、存在呼吸窘迫综合征的患儿。治疗 43 天后情况稳定，但存在吃奶稍差、低体重、需要低流量吸氧等问题。因此，最主要的问题应该是慢性肺疾病（选项 A 正确），即新生儿呼吸窘迫综合征引起的肺部疾病。由于该患儿早产，胚胎发育不完全，导致肺泡表面活性物质不足，易造成呼吸窘迫和肺部疾病。经过长时间的治疗和护理，患儿虽然吸氧量减少，但仍然需要继续观察，并进行相应的康复治疗。

55. B 间断停氧，必要时采用药物治疗是一种常见的治疗方法。停氧可以促进肺部氧合，提高氧分压，防止二氧化碳潴留和酸中毒。药物治疗通常包括糖皮质激素等，有助于改善呼吸系统的功能。加强脑功能训练并不能直接解决慢性肺疾病的问题，因此不是最主要的治疗方案。加强营养支持，促进体重增长虽然可以帮助改

善患儿的整体健康状况，但并不能直接解决慢性肺疾病的问题。不需特殊治疗是错误的，因为该患儿存在慢性肺疾病需要积极治疗。高压氧治疗虽然可以促进肺部氧合，但不适用于该患儿的情况。

56. A 患儿表现为发热、咽炎、结膜炎，符合咽结膜热的特征。

57. C 咽结膜热的常见病原为腺病毒 3、7 型。

58. A 咽结膜热的治疗以对症治疗为主。

59. B 患儿为学龄前期，急性起病，临床表现为发热、嗜睡伴抽搐，查体有前囟饱满、张力高，颈抵抗，脑脊液细胞数、蛋白升高，诊断中枢神经系统感染。血常规白细胞正常，C 反应蛋白轻度升高，脑脊液细胞数轻度升高，且以淋巴细胞为主，结合颅内受累部位为双侧颞叶，表现为低密度伴少许出血，首先考虑单纯疱疹病毒脑炎。

60. D 血病毒抗体和血培养检查对于这些疾病的诊断价值较低。头颅 CT 可以发现低密度区以及出血，但不能明确病因。头颅 MRI 可以更清晰地显示脑部病变，但对于急性期的患儿不太适用。因此，脑脊液病毒核酸检查是最特异的实验室检查，可以直接检测脑脊液中的病毒核酸，对于病毒性脑炎等疾病的诊断非常有帮助。

61. D 该病患儿首选的抗感染药物是阿昔洛韦。阿昔洛韦属于病毒 DNA 聚合酶抑制剂，对于单纯疱疹病毒感染和病毒性脑炎等治疗均有效，因此在病毒性脑炎的治疗中是首选药物，本例患儿也应该首选阿昔洛韦进行治疗。利巴韦林、头孢曲松和阿奇霉素并没有针对性地应用于病毒性脑炎的治疗中，干扰素可以增强机体免疫功能，在某些病毒感染性疾病的治疗中有一定的辅助作用，但不是首选药物。

62. E 该患儿的临床表现和实验室检查结果提示单纯疱疹病毒脑炎（简称单纯疱疹脑炎）的可能性较大。因此，对该患儿的处理措施应当综合考虑其临床特点和病情严重程度，包括：（1）抗病毒治疗：单纯疱疹脑炎是一种由单纯疱疹病毒引起的中枢神经系统疾病，早期抗病毒治疗对预后至关重要。目前常用的药物包括阿昔洛韦、甲氨蝶呤等，应尽早给予。（2）退热：该患儿有明显的发热症状，需要进行退热治疗。可选用对患儿体温下降作用较为明显的药物，如对乙酰氨基酚等。（3）甘露醇降颅压：该患儿头颅 CT 提示颅内压增高，可能需要采取甘露醇等药物进行降颅压治疗。（4）镇静止惊：该患儿曾出现过抽搐症状，需要进行镇静止惊治疗。可选用地西泮、苯巴比妥等药物。因此，对该患儿的处理措施应当综合考虑多方面的因素。

63. E 根据临床特点，肝炎诊断明确。病程在 10 天至 8 周内，有严重黄疸及消化道表现，故考虑亚急性重型肝炎。重症肝炎常见并发症为自发性腹膜炎，主要表现为发热、腹痛、腹膜刺激征。腹水常规检查及培养可确诊。

64. A 重症肝炎并发自发性腹膜炎，主要病原菌为革兰阴性菌，故选择抗革兰阴性细菌的药物。

65. A 重症肝炎也易并发肺炎，主要诊断方法是胸片及痰培养进行病原菌诊断。

四、案例分析题

66. AD 根据题干提供的信息，该患儿为早产儿，出生体重较低，目前存在面色苍白和营养状态不良等表现。同时，血红蛋白 80g/L、红细胞计数 2.9×10^{12}/L，提示贫血。据此可推断最可能的诊断是营养性缺铁性贫血（D）和营养不良（A）。因此选项 AD 均为正确答案。

67. D 根据题干提供的信息，该患儿为早产儿，出生体重较低，目前存在面色苍白和营养状态不良等表现。同时，血红蛋白 80g/L、红细胞计数 2.9×10^{12}/L，提示贫血。据此可推断该患儿的贫血类型为小细胞低色素性贫血（D），因为早产儿的红细胞发育尚未完全成熟，红细胞平均容积小，故称作小细胞性贫血；而血红蛋白量降低，属于低色素性贫血。

68. ABCEF 为明确诊断，需要进行化验检查。常规检查的指标包括血液学检查和铁代谢相关指标。血清铁蛋白是反映体内铁贮存量的指标，在缺铁性贫血时常常降低。血清铁是反映血液中可用铁含量的指标，在缺铁性贫血时常常降低。铁粒幼红细胞是血液中未成熟的红细胞中含铁物质的测定，其比例增加提示缺铁性贫血。红细胞游离原卟啉是一种代谢产物，在溶血、黄疸等情况下增高。总铁结合力是指血液中转运铁蛋白与铁结合的指标，可作为评估体内铁代谢状态的参考值，但在缺铁性贫血时常常降低。选项 ABCEF 均可出现。铁粒幼红细胞比例正常应在 0.02 ~ 0.15 之间，如果比例增加，可能提示其他疾病。

69. AC 根据题干提供的信息，这个患儿是早产儿，出生体重较低，现在还存在面色苍白和贫血等表现。因此，治疗方案需要考虑缺铁性贫血和其他可能引起贫血的原因。维生素 C 和硫酸亚铁可以帮助促进铁吸收，叶酸可以帮助红细胞形成，因此，选项 A 和 C 是治疗措施中比较常见的，且适用于缺铁性贫血的药物。而维生素 B_{12} 适用于巨幼细胞贫血，青霉素则适用于感染等情况，输血通常只在贫血严重或引起严重症状时使用，因此这些选项不是当前治疗的首选。因此，答案为 AC。

70. ACE 选项 A 提倡母乳喂养，母乳中含有丰富的营养物质，包括铁和维生素 C 等，能够帮助促进宝宝健康成长。选项 C 及时添加蛋黄，蛋黄中富含铁、卵磷脂、胆固醇等营养物质，可以帮助促进宝宝的健康成长。选项 E 对于早产儿，应该在 2 个月后开始添加含铁剂，以帮助预防缺铁性贫血。选项 B、D 和 F 虽然也是保持婴儿健康的好方法，但与当前问题无关。因此，答案为 ACE。

71. ABCDE 支原体肺炎的抗感染治疗首选大环内酯类抗生素，8 岁以上儿童也可选用四环素类，如多西环素、米诺环素。

72. ABCDE 肺炎初始经验性治疗效果欠佳时需积极完善病原学检查。咽拭子细菌培养用于检测细菌性喉炎、百日咳等疾病的致病菌，并指导抗生素的选择。呼吸道病毒核酸检测可检测多种呼吸道病毒，包括流感病毒、腺病毒、副流感病毒等，对诊断病毒性肺炎等呼吸道疾病有帮助。

73. ABCDE 肺炎支原体肺炎部分患儿有多系统受累，如心肌炎、心包炎、溶血性贫血、血小板减少、脑膜炎、肝炎、胰腺炎、各种皮疹、肾炎、血尿、蛋白尿等。高血压与肺炎不直接相关，但高热和呼吸困难等症状可能会使患者的血压升高。

74. C 毛细支气管炎本病常见于 2 岁以下儿童，常为喘息首次发作，主要表现为下气道梗阻症状。本案例为 6 个月婴儿，急性起病，以"咳嗽、喘息"为主要表现，体温正常，无感染中毒症状，体征提示呼吸增快，伴有唇周发绀，可见吸气性三凹征，呼气相延长，双肺弥漫性哮鸣音。符合毛细支气管炎特征。

75. ABCD 毛细支气管炎常见于 2 岁以下儿童，常为首次发作，病原为病毒，临床感染中毒症状不重，主要表现为下气道梗阻症状。

76. ABCD 血常规、病原学检查了解病原，血气分析了解有无呼吸衰竭，胸片了解肺部炎症情况。胸部 CT 不是毛细支气管炎常规检查。急性呼吸道感染中，常见的病原体多为病毒性感染，而血清免疫学检查对于病毒性感染的诊断价值较小，因此不是首选的检查方法。

77. B 毛细支气管炎最常见的病原体为呼吸道合胞病毒。

78. ABD 对症治疗为主，呼吸道管理很重要。由于患者已出现呼吸困难和发绀等征象，需要尽快给予高浓度氧疗。可以通过鼻导管、面罩或气管插管等方式进行氧疗，以保证足够的供氧，选项 A 正确。雾化吸入是常用的治疗哮喘和支气管炎的方法之一，可缓解呼吸道痉挛和炎症反应。因此，对于该患者的喘息症状，可以考虑雾化吸入支气管扩张剂或激素类药物等，选项 B 正确。患者出现呼吸困难和咳嗽等症状时，可能有大量分泌物阻塞呼吸道，影响正常呼吸。因此，需要定期吸痰，保持呼吸道通畅，同时避免过度刺激引起气道反射，选项 D 正确。

79. B 根据题干，考虑诊断为生长激素缺乏症，GH 峰值 9μg/L，为部分缺乏。

80. F GH 峰值为 4μg/L，小于 5μg/L 为生长激素完全性缺乏。

81. ADEF 特发性生长激素缺乏症患儿 1 岁以后出现生长速度减慢，身高落后比体重低下更为显著，身高年增长速率 < 5cm，智能发育正常。患儿头颅呈圆形，面容幼稚，脸圆胖，皮肤细腻，头发纤细，下颌和颏部发育不良，牙齿萌出延迟且排列不整齐。患儿虽生长落后，但身体各部比例匀称。骨骼发育落后，骨龄落后于实际年龄 2 岁以上，但与其身高年龄相仿，骨骺融合较晚。多数青春期发育延迟。

82. AD 咳嗽气促，双肺闻及中小水泡音可以诊断支气管肺炎。呼吸快，心率快，肝脏大，烦躁多汗，生长发育差符合心力衰竭。支气管肺炎是由细菌或病毒感染引起的肺部炎症，常见症状包括咳嗽、气促、发热等；而心力衰竭是由于心脏功能不全，导致身体无法满足氧代谢需求，表现为呼吸困难、心悸、水肿等症状。需要注意的是，室间隔缺损可以引起肺血管高压，导致肺部水肿和呼吸困难，从而加重心力衰竭的程度。

83. ACDE 室间隔缺损合并肺炎心力衰竭时，心电图、胸部 X 线片是最常用的辅助检查。该患儿还应检测电解质和血气分析。

84. AC 室间隔缺损合并心力衰竭应用地高辛和卡托普利。

85. AEF 发热、咳嗽、气促、鼻扇、三凹征，肺部细湿啰音，胸片下肺、左心后区见斑片状阴影，支持支气管肺炎诊断。平素喂养困难，体重增长缓慢，心率呼吸增快，肝脏增大，支持心功能不全的诊断。反复肺炎、心功能不全，心脏杂音是胸骨左缘第 3 肋间闻及 (3~4)/6 级收缩期杂音，P₂响亮，胸片左心房、左心室、右心室增大，肺动脉段凸出，肺血增多，符合室间隔缺损诊断。

86. ABDF 该患儿存在心脏杂音、呼吸困难等表现，应行心电图检查，以评估心脏电活动是否正常，是否存在心律失常等问题。选项 A 正确。该患儿存在发热、咳嗽、气促等表现，并有肺炎史，应行血常规检查，以评估有无细菌感染、白细胞计数是否升高等问题。选项 B 正确。该患儿可能存在细菌感染，应行血培养以明确病原体种类及药敏结果，但该检查结果需要一定时间才能获得，而且不能直接确定患儿的诊断，因此选项 C 不正确。该患儿存在心脏杂音、呼吸困难等表现，X 线胸片提示心脏增大，应行超声心动图检查，以确定心脏解剖结构是否异常、存在哪些病变等问题。选项 D 正确。该患儿存在呼吸困难等表现，应行氧饱和度检查，以评估患儿是否存在低氧血症等问题。选项 F 正确。该患儿存在呼吸困难、气促等表现，但没有哮鸣音出现，因此支气管镜检查的必要性并不大，排除选项 E。

87. ABCDF 长时间大流量吸氧会加大左向右分流量，加重心衰，应避免。患儿有明显心功能不全，影响生长发育，需感染控制后尽早手术治疗。

88. A 患儿有贫血、出血、感染表现，查体肝脾淋巴结肿大，血常规白细胞计数升高，余两系降低，抗感染治疗无效，应注意除外白血病可能，故在骨穿前可行外周血白细胞分类是否有幼稚细胞，进一步寻找白血病的诊断依据。

89. E 患儿外周血看到幼稚细胞，则高度怀疑骨髓中肿瘤细胞可能，此时，骨穿为唯一确诊检查。必要时行多部位骨穿，而其他选项，则仅可作为辅助或鉴别诊断的检查。

90. ABCDE 患儿骨穿提示幼稚细胞 > 20%，则需要进一步行 MICM 分型，并结合宿主特征，进行危险度分组，在进行正式化疗前，需积极输血、抗感染、检测内环境等对症治疗。骨髓移植通常是用于血液系统恶性肿瘤或其他严重疾病的治疗，而对于这种还没有明确诊断的儿童，需要先进一步完善免疫分型、染色体、组织化学染色等检查，以确定最佳的治疗方案。另外，骨髓移植也有一定的风险和副作用，不是治疗的首选方案。

91. AB 患儿 2 岁，有腹痛、肢体疼痛、体重下降等临床表现，查体：血压偏高、心率偏快、贫血貌、腹部包块，检查发现血红蛋白及血小板两系血细胞减低，骨髓提示大量菊花团样细胞，腹部 B 超提示肾上腺区占位，故目前可临床诊断神经母细胞瘤。神经母细胞瘤最为特异性的肿瘤标记物为尿 VMA 及尿 HVA，相对特异性的肿瘤标记物为 NSE，故为进一步明确诊断需完善上述两项检查。AFP 及 hCG 可以用来鉴别诊断，LDH 可用来评估肿瘤负荷多少，并非诊断依据。

92. BCD 神经母细胞瘤常见转移部位包括骨髓、骨骼等，故除原发部位需行腹部增强 CT 外，对于转移病灶需行骨扫描、头颅磁共振检查。

93. ABCDFG 患儿目前病情危重，入院后需积极进行对症支持治疗。因患儿目前肿瘤负荷大，贫血重，血小板重度减低，故需尽量减少有创操作，预防及减少肿瘤破裂。

94. BCDEFG 结合患儿长期低热、盗汗、消瘦、伴淋巴结肿大、PPD 试验强阳性，胸片类似"哑铃"状、双极影，考虑原发综合征，并需与支气管炎、风湿热、恶性肿瘤相鉴别。故选 BCDEFG。

95. ABDEF 治疗小儿结核性脑膜炎通常选用的药物包括利福平（异烟肼）、泼尼松、吡嗪酰胺、乙胺丁醇和链霉素。利福平（异烟肼）是治疗结核病的一线药物，具有抗结核杆菌的作用。泼尼松是一种糖皮质激素，可以减轻炎症反应和免疫反应，对于控制脑膜炎的炎症反应有一定的作用。吡嗪酰胺是一种抗结核药物，可以抑制结核杆菌的生长和繁殖。乙胺丁醇是一种抗结核药物，可以抑制结核杆菌的生长和繁殖。链霉素是一种抗生素，对于结核杆菌有一定的抗菌作用。

96. ABD 小儿结核性脑膜炎预后与下列因素有关：①治疗早晚：治疗愈晚病死率愈高。②年龄：年龄愈小，病情进展愈快且重。③病期和病型：早期浆液型预后好；晚期脑膜炎型预后差。④结核杆菌耐药性。⑤治疗方法：剂量不足或方法不当可使病程迁延，且易出现并发症。

97. ABC 患麻疹、血行播散性肺结核和干酪性肺炎时，PPD 试验可以减弱或暂时呈阴性。PPD 试验是一种用于检测结核菌感染的常用方法，通过注射结核菌蛋白衍生物（PPD）来观察患者的免疫反应。然而，某些疾病或情况可能会影响 PPD 试验的结果，使其减弱或暂时呈阴性。麻疹、血行播散性肺结核和干酪性肺炎都是与结核菌感染相关的疾病，可能会影响 PPD 试验的结果。因此，答案选 ABC。需要注意的是，具体的情况应根据医生的判断和其他检查结果进行综合评估。

98. E 根据描述，患儿反复呼吸道感染和鹅口疮，发育较差，气促，唇周发绀，口腔黏膜鹅口疮，双肺满布细湿啰音，肝肋下 3cm，脾肋下 1cm。血清免疫球蛋白水平异常，IgG、IgM、IgA 均降低。根据这些表现，除了肺炎，还应该考虑原发性免疫缺陷病（E. 原发性免疫缺陷病）作为诊断。原发性免疫缺陷病是一组由于先天性免疫系统缺陷引起的疾病，患者易受到感染，并且免疫球蛋白水平常常降低。原发性免疫缺陷病临床表现：X - 连锁低丙种球蛋白血症仅男孩发病，多于 4～8 月龄后起病，常见各种反复持续的细菌感染，包括肺炎、败血症、脑膜炎等。患儿血清 IgG < 2g/L，IgA、IgM 含量很低，但 T 细胞功能正常。

99. E 考虑诊断原发性免疫缺陷病，故应做外周血淋巴细胞计数，明确细胞免疫情况。

100. B 明确细胞免疫情况。

全真模拟试卷（五）答案解析

一、单选题

1. C 颅骨软化多见于3~6个月的婴儿，胸部的变化包括串珠肋、鸡胸及肋膈沟，多出现于1岁左右的婴儿，方颅多见于7~8个月以上的婴儿，选项A、B、D、E均不正确，故选C。

2. A 体重不增是最先出现的症状，继之体重下降，病久者身高也低于正常。皮下脂肪逐渐减少或消失，首先为腹部，其次为躯干、臀部、四肢，最后为面颊部。

3. A 新生儿娩出后黄疸出现早，且进行性加重，有母子血型不合，改良Coombs和抗体释放试验中有一项阳性者即可确诊。

4. D 初步复苏步骤：(1) 保暖：新生儿娩出后立即置于预热的辐射保暖台上，或因地制宜采取保暖措施，如用预热的毯子裹住新生儿以减少热量散失等。对于极低出生体重儿，可生后不擦干，将其躯体及四肢放在清洁的塑料袋内，或盖以塑料薄膜置于辐射保暖台。(2) 摆好体位：置新生儿头轻微仰伸位。(3) 清理呼吸道：肩娩出前助产者用手挤出新生儿口咽、鼻中的分泌物。新生儿娩出后，立即用吸球或吸管（12F或14F）清理分泌物，先口咽，后鼻腔，吸净口、咽和鼻腔的黏液。但应限制吸管的深度和吸引时间（10秒），吸引器的负压不应超过100mmHg。如羊水混有胎粪，且新生儿无活力，在婴儿呼吸前，应采用胎粪吸引管进行气管内吸引，将胎粪吸出。如羊水清或羊水污染，但新生儿有活力则可以不进行气管内吸引。(4) 擦干：用温热干毛巾快速擦干全身。

(5) 刺激：用手拍打或手指轻弹患儿的足底或摩擦背部2次以诱发自主呼吸。以上步骤应在30秒内完成。

5. A 新生儿缺氧缺血性脑病若无感染指征，可不用抗生素。

6. B 甲状腺功能亢进症在小儿时期多由弥漫性毒性甲状腺肿（Graves病）引起。

7. B 先天性卵巢发育不全综合征患儿以身材矮小、性腺发育不良、特殊表型（后发际低、颈蹼、盾状胸、肘外翻）为临床特征。多因身材矮小、青春期无性征发育、原发性闭经等就诊。典型的TS患者在新生儿时期可见颈后皮肤过度折叠以及手、足背发生水肿等特异性症状。

8. E 钡剂灌肠常因小儿不合作，造成操作时间延长，受X线辐射影响小儿生长发育。

9. B 目前通过高分辨CT通常能明确支气管扩张的诊断。胸部高分辨CT：(1) 支气管管腔增宽超过1.5倍，管壁增厚。(2) 支气管直径与伴行肺动脉（不存在肺动脉高压的情况下）管径比值>0.8。(3) 支气管的纵切面呈"轨道征"，横切面呈"印戒征"。(4) 呼吸道由中心向外周逐渐变细的正常走行规律消失，胸壁下1cm以内范围可见支气管影。(5) 支气管壁增厚（支气管内径<80%外径）、细支气管扩张和黏液栓（即"树芽征"）。

10. D 婴幼儿则需特别注意阵发性缺氧发作，如发作时，置小儿于胸膝位，并吸氧，严重者皮下或静脉注射吗啡0.1~0.2mg/kg或普萘洛尔0.05~0.1mg/kg，可缓解或解除缺氧发作。

11. D 左向右分流使肺循环血流量增多，易并发肺炎。

12. B 血清结合珠蛋白减少，见于各种溶血、肝细胞病变、巨幼细胞贫血和组织中出现出血等。溶血性贫血时血清结合珠蛋白降低，外周血涂片破碎和畸形的红细胞增多，红细胞寿命缩短，网织红细胞计数升高。

13. D 铁代谢检查指标符合缺铁性贫血诊断标准：下述 4 项中至少满足 2 项，但应注意血清铁和转铁蛋白饱和度易受感染和进食等因素影响，并存在一定程度的昼夜变化。（1）血清铁蛋白（SF）降低（<15μg/L），建议最好同时检测血清 C 反应蛋白（CRP），尽可能排除感染和炎症对血清铁蛋白水平的影响；（2）血清铁（SI）< 10.7μmol/L；（3）总铁结合力（TIBC）> 62.7μmol/L；（4）转铁蛋白饱和度 <15%。

14. B 结核性脑膜炎早期（前驱期）主要表现为懒动、少言、精神呆滞、激惹好哭、睡眠不安等性格改变和精神状态变化。同时伴有低热，消瘦，食欲减退，便秘，无原因呕吐、头痛、盗汗等。婴儿主要表现为喂养困难，生长缓慢。面神经瘫痪是中期（脑膜刺激期）临床表现。

15. A 营养性巨幼细胞贫血出现神经系统症状主要是由于缺乏维生素 B_{12}。维生素 B_{12} 缺乏者表现为表情呆滞、目光发直、对周围反应迟钝、嗜睡、不认亲人、少哭不笑、智力、动作发育落后甚至退步。重症病例可出现不规则性震颤、手足无意识运动，甚至抽搐、感觉异常、共济失调、踝阵挛和 Babinski 征阳性等。叶酸缺乏不发生神经系统症状，但可导致神经、精神异常。

16. C 颅内肿瘤神经纤维瘤病Ⅰ型常见视神经胶质瘤，在Ⅱ型中为听神经瘤及脑膜瘤。

17. D 临床常用的中枢神经兴奋药有哌甲酯速释片和哌甲酯控释片，一般用于 6 岁以上患儿，6 岁以下和有癫痫者慎用。

18. A 暴发型流行性脑脊髓膜炎（休克型）脑膜刺激征大多缺如，脑脊液大多澄清，细胞数正常或轻度升高，血培养多为阳性。暴发型流行性脑脊髓膜炎（休克型）可急性起病，有高热、寒战等表现，感染中毒症状明显，短期内可出现循环衰竭、休克及 DIC。皮肤瘀点、瘀斑迅速增多并融合成大片瘀斑。

19. B 氯气是一种具有强烈呼吸道刺激作用的有毒气体，可溶于水，吸入后可导致上、下呼吸道急性损伤，严重者可导致呼吸衰竭甚至死亡。

20. E 由于男孩患有重度脱水，需要进行补液治疗，在补液初期选择等张液体补液，即保持体内电解质浓度与血浆等渗度相同。对于补液量及速度的选择，应该根据患儿年龄、体重、失水程度等因素来确定。在这种情况下，考虑到男孩体重为 10kg，补液量应控制在 200ml 左右，速度也不应过快，以免造成肺水肿等不良反应。因此，选项 E 中的等张含钠液，200ml，0.5 ~ 1 小时静脉滴注是一个比较合理的选择。

21. C 该患儿存在细菌感染导致败血症可能，根据抗生素敏感性试验和临床实践，头孢他啶加氨苄西林是目前常用于新生儿感染治疗的首选抗生素之一，可以覆盖革兰阳性球菌、革兰阴性杆菌和厌氧菌等多种微生物，且不良反应较小，安全性较高。

22. E 该新生儿出生后 2 天出现黄疸，并在第 3 天拒绝进食，伴有呕吐和脐部感染等症状。这些表现提示可能存在感染性黄疸或其他严重疾病，需要进行详细的检查以确诊并及时治疗。选项中，血常规和胸部 X 线片对于诊断该病情的帮助较小，主要用于排除其他疾病；母子血型检查可确定 Rh 血型不合导致溶血性黄疸的可能性，但对于感染性黄疸的诊断价值不大；血清间接胆红素测定可确定胆红素升高的程度和类型，但不能明确病因；相比之下，血培养可以检测出可能存在的细菌、真菌、病毒等感染源，是诊断感染性黄疸的重要手段之一。

23. E 21 - 羟化酶缺陷和 3 - β 羟类固醇脱氢酶缺陷会有男性化和失盐表现，出现低血钠、高钾血症、循环衰竭等症状。患儿外阴性别难辨，为典型的 21 - 羟化酶缺陷。17 - 羟化酶缺陷由于缺乏性激素，女孩可有幼稚型性征、原发性闭经等。

24. D 法洛四联症是一种先天性心脏病，包括以下四个方面的缺陷：肺动脉瓣狭窄、室间隔缺损、主动脉骑跨以及右心室肥大。本题中患儿出现发绀、胸骨左缘第 2~4 肋间可闻及收缩期喷射性杂音，与法洛四联症相符。而胸片显示肺门血管影少、透亮度增加、右心室增大，呈靴形心，也支持了该疾病的初步诊断。其他选项与该临床表现不符。如室间隔缺损常常表现为响亮的全收缩期吹风样杂音，位于胸骨左缘下方；动脉导管未闭则表现为连续性杂音等。房间隔缺损可能会出现心脏扩大和二尖瓣反流杂音。肺动脉狭窄可出现肺动脉区收缩期杂音。

25. A 患儿并不会出现缺氧的状态。故不选 A。该女孩的影像学和心导管检查结果提示其可能患有先天性心脏病。对于先天性心脏病患者，常见的体征包括：①中至晚期出现的发绀和杵状指，由于动静脉分流导致的缺氧引起；②体重增长缓慢、消瘦，可见胸廓畸形；③心前区可闻及机器样杂音，因为血液在室间隔缺损处通过压力差引起振动，产生噪音；④心尖部可闻及舒张中期隆隆样杂音，由于二尖瓣关闭时的血流冲击声所引起；⑤可见毛细血管搏动，可触及水冲脉，因为左心室负荷加重，导致动脉搏动感明显。

二、多选题

26. ABCDE 男性出现排精标志性功能发育成熟。青春早期睾丸开始发育，遗精是男性青春期的生理现象。男性第二性征发育顺序为睾丸→阴茎→阴囊→阴毛→腋毛→胡须→喉结→变声。

27. AB 苯丙酮尿症神经系统表现以智能发育落后最为突出，智商常低于正常。出生时毛发色泽正常，生后数月因黑色素合成不足。毛发、皮肤和虹膜色泽变浅。由于尿液和汗液中排出较多苯乙酸，可有明显鼠尿臭味。

28. ABDE 小细胞低色素贫血主要包括：缺铁性贫血、地中海贫血、遗传性铁粒幼细胞贫血、获得性铁粒幼细胞贫血等。

29. ABCD 哮喘治疗原则为长期、持续、规范和个体化治疗，所以不能随意选用药物治疗，E 选项不正确。

30. BCDE 婴幼儿类风湿病以幼年特发性关节炎全身型多见，临床以全身表现如发热，多形性皮疹，肝、脾、淋巴结肿大及浆膜腔积液等常见，年长儿的幼年特发性关节炎常出现对称性多关节炎。

31. ABDE 初生足月儿脑重平均 370g，占体重的 10%~12%，为成年人脑重（约 1500g）的 25% 左右。选项 A 正确。新生儿神经细胞数目与成年人相同，但其树突与轴突少而短。选项 B 正确。神经髓鞘的形成和发育约在 4 岁完成。选项 C 错误。神经纤维的发育较晚，始于胚胎 7 个月，到 4 岁时完成髓鞘化。故婴儿期各种刺激引起的神经冲动传导缓慢，且易于泛化，不易形成兴奋灶，易于疲劳。选项 D 正确。脊髓下端在胎儿时位于第 2 腰椎下缘，4 岁时上移至第 1 腰椎。选项 E 正确。

32. ABCE 新生儿寒冷损伤综合征与免疫功能低下无关，选项 D 错误，其余选项均正确。

33. ACDE 维生素 A 缺乏早期可表现为反复的急性呼吸道感染、消化道感染及缺铁样贫血等非特异性症状，即"亚临床状态维生素 A 缺乏"。（1）眼部症状：首先是暗适应迟缓，随后暗光下视力减退。逐渐发展成夜盲症；其后出现干眼症的表现，外观眼结膜、角膜干燥。眼部检查可见结膜近角膜边缘处干燥起皱褶，角化上皮堆积形成泡沫状白斑，称结膜干燥斑或毕脱斑。继而角膜发生干燥、浑浊、软化，自觉畏光、眼痛。多见于年幼儿罹患消耗性感染性疾病如麻疹、疟疾等之后。（2）皮肤症状：皮肤干燥，毛发干枯、脱发、口角炎、指甲多纹、毛囊角化。（3）免疫功能降低：维生素 A 缺乏使上皮细胞角化增生，影响了黏膜上皮的完整性和致密度，增加了感染的可能性。呼吸系统易患上呼吸道感染、支气管炎、肺炎；消化系统易发生腹泻；泌尿系统易致脓尿及血尿。（4）生长发育障碍：严重缺乏时表现为身高落后，牙齿釉质易剥落，失去光泽，易发生龋齿。

34. BCDE 小儿低钾血症时神经、肌肉兴奋性降低，选项 A 错误。小儿低钾血症（1）神经肌肉系统：神经肌肉兴奋性降低，表现为肌肉软弱无力、膝反射、腹壁反射减弱或消失，重者出现呼吸肌麻痹或麻痹性肠梗阻、胃扩张。中枢神经系统症状有精神萎靡、表情淡漠、嗜睡、反应性低下等。（2）心血管系统：出现心律失常、心肌收缩力降低、血压降低、甚至发

生心力衰竭；心电图表现为 T 波低宽、出现 U 波、Q - T 间期延长，T 波倒置以及 ST 段下降等。（3）消化系统：平滑肌受累可见腹胀、便秘、肠鸣音减弱或消失，严重者可出现肠麻痹。（4）内分泌系统：长期缺钾影响蛋白质代谢，使儿童生长发育障碍，可有低血钾侏儒症。低钾血症还可使胰岛素分泌受抑制，糖耐量减退，易发生高血糖症。（5）泌尿系统：低钾使肾脏浓缩功能下降，出现烦渴、多尿、比重低、夜尿增多，可有轻度蛋白尿，透明或颗粒管型。低钾血症还可导致低钾低氯性碱中毒。

35. ACD 疱疹性咽峡炎的病原体为柯萨奇 A 组病毒，好发于夏秋季，可有局部流行。急性起病，突发高热、咽痛、流涎、厌食、呕吐等。查体除咽部充血外，突出表现在腭咽弓、腭垂、软腭或扁桃体上可见 2~4mm 大小的疱疹，周围有红晕，疱疹破溃后形成小溃疡。病程 1 周左右。

36. ACDE 胎儿出生后，肺开始呼吸，动脉导管壁的平滑肌收缩，引起动脉导管闭锁，形成动脉韧带。由于肺循环阻力的降低，左心室泵血能力的增加，以及体循环阻力的提高，使得体循环压力逐渐增高。由于脐循环中断，汇入右心房的血量减少，引起右心房压力下降。由于肺循环功能启动，自肺静脉流入左心房的血量增多，导致左心房压力升高。当左心房压力高于右心房时，推动卵圆孔瓣贴附于继发隔，并发生粘连，使卵圆孔封闭。出生后 1 年左右，卵圆孔完全封闭，成为卵圆窝。至此，动脉血和静脉血完全分流。

37. BCDE 营养性缺铁性贫血的骨髓象特点有：①粒系无明显改变；②红细胞胞质成熟程度较胞核差；③中、晚幼红细胞增多为主；④骨髓增生活跃。

38. ABCE 典型病例往往起病 1~3

周前有链球菌感染史，出现血尿、水肿、血压高，尿液检查有肾小球源性血尿，不同程度的蛋白尿，血清有链球菌感染的免疫学改变及动态的血补体变化（早期下降，6~8周恢复）即可诊断为急性链球菌感染后肾炎。

39. ABCD 癫痫局灶性发作通常起源于大脑的特定区域，发作开始时症状仅限于该区域。在癫痫局灶性发作的过程中，有时候可以泛化到整个大脑，导致全身性发作。癫痫局灶性发作时，患者的意识状态可以保持清醒，与全身性发作不同。脑电图是诊断癫痫的重要工具，对于局灶性发作，脑电图通常显示从局部脑区开始的异常放电。镇静药物通常用于控制癫痫发作，但对于癫痫局灶性发作，药物治疗的选择会根据具体情况而定，并不一定需要使用镇静药。

40. ABCE Tourette 综合征有家族遗传倾向，发病年龄 2~15 岁，平均起病年龄为 7 岁，至青春期后逐渐减少。症状呈波动性数周或数月内可有变化。病程较长为慢性病程，至少持续 1 年。多发性抽动是早期主要症状。发声痉挛是本病另一特征；约半数患儿伴注意力不集中，多动症；患儿智力一般不受影响。

41. ABCE 遗尿症的治疗原则强调综合性治疗，包括心理支持和健康教育、排尿功能训练、行为疗法、药物治疗和中医治疗。遗尿症的药物治疗措施有抗利尿激素（去氨加压素）、抗胆碱能药物（奥希布宁）、三环类抗抑郁药物（丙咪嗪），选项 D 错误，其余选项均正确。

42. BCDE 急性风湿热实验室检查的特点有：①抗链球菌抗体滴度升高；②心电图 P-R 间期延长；③血白细胞增多；④C 反应蛋白增高。

43. ACE 过敏性紫癜辅助检查：

（1）血常规：白细胞计数正常或轻度增高，除非严重出血，一般均无贫血；血小板计数正常或升高。（2）凝血功能：出血和凝血时间正常，血块退缩试验正常，部分患儿毛细血管脆性试验阳性。（3）血生化：血沉可增快，C 反应蛋白可升高。（4）免疫学检查：血清 IgA 可升高，而 IgG、IgM、补体含量正常。狼疮细胞、类风湿因子、抗核抗体均阴性。（5）尿常规：肾脏受累时可出现镜下血尿及肉眼血尿，也可有蛋白尿及管型。有时蛋白尿可致低蛋白血症。（6）便常规：患儿可有血便，大便隐血试验可以阳性。（7）肾脏活体组织检查：可确定肾炎病变性质，对治疗和预后的判定有指导意义。（8）皮肤活检有助于疑难病例诊断。

44. ABCDE 对于重症患儿在应用抗生素控制感染的基础上可应用肾上腺皮质激素。静脉内免疫球蛋白（IVIG）能选择性阻断角质形成细胞凋亡的治疗有明显作用。大剂量 IVIG 治疗能快速并持续阻断表皮剥脱和病情的进展。环孢素 A（CsA）、环磷酰胺、TNF-α 拮抗剂（英夫利昔单抗）是目前应用于治疗重症渗出性多形性红斑的重要免疫抑制剂。继发化脓性感染是本病常见的合并症，也是本病致死的重要原因。应严格执行皮肤护理，严密消毒隔离，加强皮肤、眼部护理。

45. ACDE 渴感正常的患儿应充分饮水，但若有脱水、高钠血症时应缓慢给水，以免造成脑水肿。选项 B 错误。中枢性尿崩症的治疗方法：（1）病因治疗：对尿崩症者应积极寻找病因，必须针对病因治疗。肿瘤可手术切除。特发性中枢性尿崩症，应检查有无垂体其他激素缺乏情况。渴感正常的患儿应充分饮水，但若有脱水、高钠血症时应缓慢给水，以免造成脑水肿。（2）药物治疗：①1-脱氨-8-D-精氨酸加压素（DDAVP）；②鞣酸加压素；③对于部分性中枢性尿崩症的患者，可以增加 ADH 释放或增强 ADH。

46. BCDE 小儿原发型肺结核的临床表现：症状轻重不一。轻者可无症状，一般起病缓慢，可有低热、食欲缺乏、疲乏、盗汗等结核中毒症状，多见于年龄较大儿童。婴幼儿及症状较重者可急性起病，高热可达到 39～40℃，但一般情况尚好，与发热不相称，持续 2～3 周后转为低热，并伴结核中毒症状，干咳和轻度呼吸困难是最常见的症状。

47. ABCD 水痘和带状疱疹患者是主要的传染源。经直接接触疱疹液和呼吸道飞沫传播。特征性病理改变是多核巨细胞和核内包涵体形成，主要损害部位在皮肤和黏膜。典型水痘的潜伏期为 10～21 天，一般 14 天左右。出疹前可有低热、厌食等。24～48 小时出现皮疹。病原为水痘-带状疱疹病毒，属疱疹病毒科 α 亚科，为双链 DNA 病毒。

48. BCDE 中毒型细菌性痢疾患除积极抗感染治疗外，需要进行积极的控制休克、减轻脑水肿、控制惊厥、保证气道通畅、维持机体内环境稳定。（1）抗菌治疗：迅速控制感染，选用 1～2 种有效抗生素静脉给药，病情改善后可改为口服抗生素，疗程 7～10 天，可选用庆大霉素或阿米卡星与氨苄西林静脉注射，头孢噻肟、头孢曲松、头孢哌酮、氨曲南也可使用。（2）对症治疗：高热易引起惊厥而加重脑缺氧和脑水肿，可给予亚冬眠疗法，以氯丙嗪、异丙嗪各 1～2mg/kg 肌内注射，必要时静脉滴注，还可给地西泮、水合氯醛或苯巴比妥钠。（3）抗休克治疗：原则为扩充血容量，改善微循环，维护重要脏器功能。

三、共用题干单选题

49. C 患儿重度窒息史，频繁划船样

动作一般为癫痫的典型表现。查体前囟饱满，肌张力增高，首先应进行头颅 CT 检查排除颅内病变及电解质是否紊乱。

50. B 患儿前囟张力高，首先应脱水降颅内压。

51. C 患儿抽搐发作，应用苯巴比妥镇静止惊。选项 A，吸氧虽然可以缓解组织低氧血症，但并不能直接改善中枢神经系统功能异常；选项 B，用亚胺培南-西司他丁加强抗感染，虽然可以对症治疗，预防继发感染，但并不能改善中枢神经系统功能异常；选项 D，继续增加脱水剂的用量可能会导致患儿失水和电解质紊乱等不良反应；选项 E，吸痰可以缓解呼吸道症状，但对于中枢神经系统的异常并没有直接的治疗作用。

52. C 患儿呼吸机辅助通气中出现体温升高，左肺部可闻及少许粗、中湿啰音，为机械通气相关性肺炎。

53. B 应进一步完善痰培养检查。

54. D 根据患儿的临床表现，最有可能的原因是坏死性小肠结肠炎（NEC）。新生儿呼吸窘迫综合征是一种常见的早产儿并发症，需要进行呼吸机辅助呼吸。但在呼吸机治疗过程中，由于早产儿的胃肠功能尚未完全发育成熟，易发生肠道缺血、坏死等并发症。患儿在治疗第 5 天撤离呼吸机，给予配方奶喂养，2 天后出现腹胀、大便隐血阳性、呕吐咖啡样物质等症状，提示患儿极有可能已经发生了坏死性小肠结肠炎（NEC）

55. B 应立即行腹部平片检查，观察有无肠壁积气及门静脉积气。

56. D 急性支气管炎一般不发热或低热，全身状况好，以咳嗽为主要症状，肺部可闻及干湿啰音，多不固定，随咳嗽而改变。

57. A 急性支气管炎病原体多为病毒

感染，一般不采用抗菌药物治疗。本例病程 5 天，伴低热，需评估是否合并细菌感染。

58. C 急性支气管炎的治疗包括一般治疗、控制感染和对症治疗，应使痰易于咳出，故不用镇咳剂。

59. C 患儿为幼儿，急性起病，有发热、烦躁表现，查体有精神改变伴肌张力升高；血白细胞、中性粒细胞及 C 反应蛋白明显升高，首先考虑化脓性脑膜炎。

60. B 确诊化脓性脑膜炎最重要的检查是脑脊液涂片及培养。通过脑脊液检查，可以明确病原菌种类及药敏试验结果，为治疗提供依据。化脓性脑膜炎的脑脊液检查通常表现为：压力增高、细胞数增多，以中性粒细胞为主；蛋白质含量升高，糖含量下降；涂片可见大量细菌，培养可得致病菌。其他常用检查包括头颅 CT/MRI、脑电图等。头颅 CT/MRI 可帮助判断是否有脑积水或脑脓肿等并发症。脑电图则有助于了解脑功能的情况，但对化脓性脑膜炎的诊断价值较低。因此，在考虑化脓性脑膜炎的情况下，最重要的确诊方法是进行脑脊液涂片及培养检查。

61. A 治疗化脓性脑膜炎的主要方法包括抗感染治疗和对症治疗。首选的抗感染药物是第三代头孢菌素或第四代头孢菌素，如头孢曲松和头孢他啶等。同时也可联合使用氨基糖苷类抗生素，如庆大霉素和阿米卡星等。在该患儿应先给予头孢曲松和万古霉素进行联合抗感染治疗，以期快速控制病情。

62. E 抗生素治疗、地塞米松抑制炎症反应、甘露醇降颅压和镇静止惊都是处理化脓性脑膜炎的有效方法。化脓性脑膜炎是由细菌感染引起的，抗生素是其基本治疗措施之一。在选择抗生素时应根据细菌培养和药敏试验的结果进行，目前常用的治疗方案包括第三代头孢菌素和氨基糖苷类等。抗生素的使用早晚和疗程长短等均需严格控制，以避免出现耐药性和药物不良反应。地塞米松是一种具有强烈抗炎作用的激素类药物，可以减轻患儿的临床症状和炎症程度。化脓性脑膜炎患儿可出现严重的颅内压增高和脑水肿等并发症，因此，在使用抗生素的同时，地塞米松也是一种非常有效的辅助治疗药物。对于化脓性脑膜炎的患者，在使用地塞米松的同时，也需要通过给予甘露醇等药物来降低颅内压力，避免产生严重的神经系统并发症。在化脓性脑膜炎的早期，患儿常有头痛、发热、惊厥、呕吐等症状。在治疗过程中，需要给予一定的镇静剂和抗惊厥药物，以缓解患儿的临床症状，同时调整水电解质平衡和营养支持。

63. E 化脓性脑膜炎是一种常见的儿童急性感染性疾病，如果治疗不及时或不当，可能会产生各种后遗症，包括但不限于脑积水、听力损害、低钠血症、脑室管膜炎。由于脑膜炎引起的颅内高压、脑血管痉挛等因素，可能导致脑室扩张和脑积水。脑膜炎病原体可侵犯耳部神经和听觉通路，引起听力障碍、耳鸣、眩晕等症状。严重的脑脊液感染和大量使用利尿剂等因素，可能引起低钠血症。化脓性脑膜炎病变也可能波及到脑室管膜，导致脑积水和颅内压力增高。

64. A 当蛲虫在尿道异位寄生时，可导致尿道炎。

65. B 应做尿常规及尿培养鉴别蛲虫病并发尿道炎和细菌性尿道炎。

四、案例分析题

66. AB 急性喉炎临床表现有发热、犬吠样咳嗽、声嘶、吸气性喉鸣和三凹征。2 度喉梗阻表现为安静时出现喉喘鸣和吸气性呼吸困难，肺部听诊可闻及喉传导音或管状呼吸音，心率加快。

67. BCDF 急性喉炎需与急性喉梗阻性疾病相鉴别，如白喉、急性会厌炎、喉痉挛、喉或气管异物等。先天性喉软骨发育不良和喉囊肿为慢性喉梗阻性疾病，患儿既往体健，无须鉴别。

68. ABCDG 急性喉炎治疗包括一般治疗，抗感染治疗和对症支持治疗。Ⅱ度喉梗阻，应给予糖皮质激素治疗。患儿白细胞数及C反应蛋白水平高，给予抗菌药物，同时予补液、吸氧、镇静处理。

69. ABCDE 急性喉炎治疗后病情反复，血常规、血培养查找细菌感染依据；动脉血气分析评估病情严重程度；喉镜检查直接了解喉部、声带等局部情况；颈部X线片了解颈部软组织及骨骼情况。

70. ABCDE 肺炎的辅助检查包括血常规、血气分析、血培养、胸片、呼吸道病毒抗原检测。血常规可以了解患儿的白细胞计数、分类及其他指标情况，有助于判断病情的活动程度和感染性疾病的病情。血气分析可了解氧合状态、通气功能和酸碱平衡情况，有助于评估患儿的呼吸功能和病情严重程度。血培养可以检测出患儿体内是否存在细菌感染，并进一步确定感染的病原菌种类和药敏情况，以指导抗生素的使用。胸片可以观察肺部病变的范围、密度和形态等情况，有助于排除其他疾病的可能性。呼吸道病毒抗原检测可以检测出患儿体内是否存在呼吸道病毒感染，尤其是百日咳病毒的感染情况。

71. AD 呼吸急促、口唇发绀提示可能出现呼吸衰竭；腹胀、肠鸣音明显减弱为中毒性肠麻痹临床表现。

72. ABCDE 氧疗、纠正水、电解质与酸碱平衡、抗病毒治疗为病毒性肺炎常规治疗。喘憋严重伴肺内喘鸣音，支气管舒张剂平喘治疗，因为怀疑中毒性肠麻痹，

禁食胃肠减压治疗。口服抗生素治疗虽然在某些情况下可以帮助缩短病程，但并非支气管肺炎和哮喘的基础治疗。

73. BDF 咳嗽有痰，双肺闻及中小水泡音可以诊断支气管肺炎。2岁幼儿，胸骨左缘3~4肋间闻及3/6级粗糙全收缩期杂音，传导广泛，支持室间隔缺损。室间隔缺损患儿，长期发热伴脾大、瘀点应考虑感染性心内膜炎可能。

74. ABCE 血培养及超声心动图对感染性心内膜炎的诊断最重要。肺炎需要做胸片和血气分析。

75. CE 感染性心内膜炎应该早期、联合、足量、足疗程应用敏感抗生素。

76. BDE 儿童急性T淋巴细胞白血病约占所有ALL的10%~15%。T-ALL患儿起病时中枢神经系统浸润明显高于B-ALL，容易出现高白细胞血症，治疗时易出现肿瘤溶解综合征，与B-ALL相比T-ALL更易诱导化疗失败、易早期复发、尤其是复发后挽救疗法成功率很低。*E2A/PBX1*融合基因不是T淋巴细胞白血病的特异融合基因，男性也不是预后不良因素。根据患儿初诊白血病细胞的特征及治疗后微小残留病（MRD）进行危险度划分并予以分层治疗，首先是多药联合的化学治疗，异基因造血干细胞移植在第一次缓解后不常规应用，难治、复发及MRD持续阳性的患者是其适应证。

77. B 中枢神经系统白血病确诊指标是：脑脊液中发现幼稚细胞、脑神经麻痹症状或有影像学检查（CT/MRI）显示脑或脑膜病变。

78. ABC 白血病出血的主要原因是由于骨髓被白血病细胞浸润，巨核细胞受抑制使血小板的生成减少。血小板还可有质的改变而致功能不足，从而加剧出血倾向。白血病细胞浸润肝脏，使肝功能受损，

纤维蛋白原、凝血酶原和第 V 因子等生成不足，亦与出血的发生有关。感染和白血病细胞浸润使毛细血管受损，血管通透性增加，也可导致出血倾向。

79. E 间变大细胞淋巴瘤可以表现为皮疹和骨质破坏，但耳流脓和多饮多尿不多见，发病年龄多 >18 个月；急性髓系白血病，特别是 M_4、M_5，也可以有皮疹，但耳流脓和多饮多尿不多见。只有朗格汉斯组织细胞增生症会同时出现上述所有症状。

80. C 朗格汉斯组织细胞增生症的诊断需要在典型临床表现的基础上通过病理诊断。

81. B 任何医学行为，都必须建立在家属和患者充分理解的基础上。

82. AC 根据患儿临床表现为发热、皮疹，阳性体征为肝、脾大，同时伴耳道受累、尿崩症以及颅骨骨质破坏，皮疹表现为出血性脂溢性皮疹、多种形态并存，临床诊断应该首先考虑朗格汉斯细胞组织细胞增生症，进一步明确诊断需行病理活检协诊。本病一线治疗方案包括泼尼松及长春碱类药物。

83. AB LCH 根据受累部位可分为：单系统受累组，多系统受累无危险器官受累组，多系统受累伴危险器官受累组。有危险器官受累的患者预后相对较差，危险器官包括肝脏、脾脏、造血系统伴或不伴骨髓受累。

84. ABCDEF 上呼吸道感染通常表现为鼻塞、流涕、咳嗽等症状。支气管炎是一种比较常见的急性呼吸道感染，主要症状包括咳嗽、咳痰、发热等，需要与本例进行鉴别。百日咳是一种传染性强的急性呼吸道感染，主要特点是阵咳和喘息样呼吸，需与本例进行鉴别。风湿热是一种由链球菌引起的全身性炎症性疾病，表现为多关节肿痛等症状，不符合本例患者的表现。伤寒是一种由伤寒杆菌引起的急性肠道传染病，主要表现为高热、腹泻等消化系统症状，不符合本例患者的表现。支原体肺炎是一种由支原体引起的呼吸系统感染，症状包括咳嗽、发热、胸闷等，需要与本例进行鉴别。

85. ABCDEF OT 试验是用结核分枝杆菌抗原进行皮内注射评估机体对结核分枝杆菌的细胞免疫反应程度，如果没有接种过卡介苗，则可能出现阴性反应。OT 试验是一种诊断结核病的方法，如果 OT 试验结果为阴性，则说明机体对结核分枝杆菌没有明显的细胞免疫反应，即未受过结核感染。在结核病的早期或晚期、结核病高温状态、全身衰竭等情况下，患者的 OT 试验可能呈现假阴性。机体内部的免疫系统被病毒、细菌等感染源干扰时，也会导致 OT 试验呈假阴性。如果 OT 试验结果为阳性，则说明机体已经感染结核分枝杆菌，并产生了细胞免疫反应。如果患者在接种结核菌素后没有出现明显的红肿反应，则说明结核菌素可能已经失效。

86. ACDF 对于肺结核患者，经过 6~9 个月的标准化疗程度，大部分患儿可以得到痊愈。如果患儿的结核病得不到及时诊断和治疗，病情逐渐加重，结核杆菌可能会进入血液循环系统，引起血行播散，侵犯多种器官和组织。在治疗过程中，即使患儿病情有所缓解，病灶可能仍然存在。如果治疗过程中出现用药不规范、疗程不足等情况，可能导致肺结核的继发感染和再次发作。肺门和纵隔淋巴结为结核的常见侵犯部位，当淋巴结肿大时，容易压迫邻近的器官和组织，导致相应的病理变化。

87. ACEF 肺结核患者需要保持良好的居住环境，阳光充足、空气流通可以有效杀灭结核杆菌，预防病情加重。肺结核治疗过程中，要注意补充营养，增强机体抵抗力，促进恢复。肺结核患者免疫力较低，容易感染其他疾病，因此需要避免接触有传染性的疾病。根据世界卫生组织推荐的标准治疗方案，肺结核治疗起始阶段应该选用联合用药，包括异烟肼、利福平、吡嗪酰胺或链霉素等药物组合。通常治疗2~3个月后，根据患者的临床情况和检测结果，可以逐渐减少药物种类和剂量。

88. ABCDE 结核杆菌引起的感染会导致机体产生一系列的炎症反应，如发热、乏力、食欲不振等中毒症状。结核病患者的呼吸道、消化道等分泌物和排泄物中可能含有结核杆菌，因此通过痰液、胃液、尿液或粪便等检查可以直接发现结核杆菌。结核菌素试验是评估机体对结核杆菌感染情况的常用方法之一，强阳性表示机体对结核杆菌的免疫反应很强烈，暗示着可能存在结核病的活动性。血沉指标是反映机体炎症程度和病情进展的重要指标之一，若血沉明显加快且无其他原因解释，则提示可能存在结核病的活动性。肺结核的病灶主要在肺部，可引起肺泡和支气管炎症反应，因此纤支镜检查可以观察到肺部的病变情况，若有明显的支气管结核病变，则提示可能存在结核病的活动性。未接种卡介苗的小于5岁的儿童，如果结核菌素试验为阳性，说明机体曾经感染过结核杆菌，但并不一定表示当前存在结核病的活动性。

89. ADEG 根据题目描述，患儿是胎膜早破后顺产，出生10天后发热，体检发现呼吸急促、口唇青紫、三凹征明显，右肺叩诊浊音，右肺下呼吸音减低，心率增快。考虑因胎膜早破等原因污染的羊水导致肺部感染。巨细胞病毒是一种常见的呼吸道病原体，可以引起肺部感染。弓形虫感染通常通过摄入被弓形虫囊泡污染的食物或水源引起，不太可能是肺部感染的原

因。大肠埃希菌是一种常见的肠道细菌，不太可能引起肺部感染。金黄色葡萄球菌是一种常见的细菌，可以引起各种感染，包括肺部感染。克雷伯杆菌是一种常见的细菌，可以引起各种感染，包括肺部感染。李斯特菌是一种食物中常见的细菌，不太可能引起肺部感染。支原体是一种常见的呼吸道病原体，可以引起肺部感染。

90. ACG X线胸片用于评估肺部情况，检查是否存在肺炎或其他肺部病变。血培养用于检测血液中是否存在细菌感染，以确定是否存在败血症。血常规用于评估血液情况，包括白细胞计数、中性粒细胞比例等，以帮助判断是否存在感染。其他选项如尿常规、病毒检测、PPD、支原体抗体和结核抗体在这种情况下可能不是首选的检查项目。

91. ABCDEF 细菌性肺炎原则上根据病原菌选用抗生素，对于重症患者或耐药菌感染者，常规的抗生素可能不足以覆盖病原菌的抗药性，因此可以选择更广谱的抗生素，如第三代头孢菌素。李斯特菌是一种常见的细菌性肺炎病原体，对氨苄西林敏感，因此可以选择氨苄西林来治疗李斯特菌肺炎。衣原体是一种常见的细菌性肺炎病原体，对红霉素敏感，因此可以选择红霉素作为首选药物来治疗衣原体肺炎。病毒性肺炎是由病毒感染引起的肺部疾病，抗生素对病毒无效，因此不适用于治疗病毒性肺炎。单纯疱疹病毒引起的肺炎可以使用抗病毒药物阿昔洛韦进行治疗。巨细胞病毒引起的肺炎可以使用抗病毒药物更昔洛韦进行治疗。

92. CF 金黄色葡萄球菌肺炎可以导致肺组织坏死、空洞形成，进而形成肺大疱。金黄色葡萄球菌感染可能引起脓胸或气胸，即胸腔内积聚脓液或空气。其他选项不是金黄色葡萄球菌肺炎常见的并发症。

93. ABCDHI 弛张热是指体温波动较大,时高时低。金黄色葡萄球菌肺炎患儿可能出现弛张热的表现。金黄色葡萄球菌感染可引起皮肤病变,表现为类似猩红热的皮疹。金黄色葡萄球菌感染可以导致皮下和纵隔组织的气肿。金黄色葡萄球菌肺炎通常以下叶为主要受累部位,因此肺下部体征往往较早出现。金黄色葡萄球菌肺炎的病理特点包括肺组织广泛出血坏死和多发小脓肿。金黄色葡萄球菌对青霉素敏感,因此治疗金黄色葡萄球菌肺炎通常以青霉素为主。其他选项不是金黄色葡萄球菌肺炎的典型特点。因此,正确的选项是ABCDHI,即可有弛张热、猩红热样皮疹,易形成皮下、纵隔气肿,肺下部体征出现早,病理表现为广泛出血坏死、多发小脓肿,治疗以青霉素为主。

94. ABCDE 金黄色葡萄球菌肺炎治疗方法:(1)呼吸道管理:雾化吸入,体位引流,定期翻身、拍背。(2)供氧。(3)抗病原体治疗:细菌性肺炎者可参照败血症选用抗生素。(4)支持疗法。

95. EF 该患儿脑部并未出现任何不适,排除 E、F 选项。

96. ACEF 患儿出现发绀,说明氧合不良,需要增加氧流量来改善氧合情况。患儿出现心率加快,可能是由于心力衰竭导致的。因此,可以考虑给予强心药物来支持心脏功能。雾化吸入可以用于给予抗生素治疗以及缓解呼吸道痉挛或分泌物过多引起的呼吸困难。利尿可以帮助排除体内积聚的液体,减轻肺部负担。其他选项不适用于该患儿的情况。

97. ABCFH 新生儿败血症可以在产前、产中或产后发生,但产后感染最常见。在我国,葡萄球菌是最常见的新生儿败血症病原菌,其次是大肠埃希菌。新生儿败血症的临床表现可能不明显,特别是在疾病早期,很难发现。早发型新生儿败血症多数是由于产前或产时感染引起的。新生儿败血症的临床表现缺乏特异性,可能包括发热、呼吸困难、低血压、不明原因的哭闹等。并非所有新生儿败血症患儿都有发热,临床表现可能因个体差异而有所不同。虽然皮疹可能是新生儿败血症的症状之一,但并非所有患儿都会出现皮疹。不明原因的哭闹可能是新生儿败血症的症状之一,但并非所有患儿会出现这种症状。

98. C 怀疑有机磷农药中毒者,应反复测定全血和红细胞胆碱酯酶活性。有机磷中毒会抑制胆碱酯酶的活性,导致神经递质乙酰胆碱在突触间隙中积聚,进而引起神经传导障碍和神经毒性症状。血胆碱酯酶活性测定可以用来确认有机磷中毒的诊断。胸片主要用于评估肺部病变,对有机磷中毒的诊断没有直接帮助。头颅 CT 主要用于评估颅内病变,对有机磷中毒的诊断没有直接帮助。脑脊液检查主要用于评估颅内病变,对有机磷中毒的诊断没有直接帮助。血生化检查可以评估肝肾功能等,对有机磷中毒的诊断没有直接帮助。B 超主要用于评估腹部病变,对有机磷中毒的诊断没有直接帮助。尿液检查可以评估肾功能和尿液成分,对有机磷中毒的诊断没有直接帮助。

99. ABCE 有机磷中毒:15mg/kg 肌注解磷定或解磷定每次 10～15mg/kg 加于 5～25% 葡萄糖溶液 20ml 静脉缓慢注射,必要时阿托品或后二者之一均可于 2～4 小时重复 1 次至症状消失为止一般 1～2 次即可。应在达到阿托品化后逐渐停用。对于有机磷中毒,及时洗胃是重要的治疗措施之一,可以减少毒物的吸收。在有机磷中毒的治疗中,主要的治疗措施是解毒剂的应用,而不是营养神经。在有机磷中毒的情况下，如果患者呼吸受到抑制，使用硫酸镁导泻可能会加重呼吸抑制的症状，因此应慎重使用。

100. ABCDEF　小儿洗胃的注意事项：（1）在洗胃过程中如患儿感觉腹痛、流出血性灌洗液或出现休克现象等，应立即停止洗胃。（2）吞服毒物4~6小时内洗胃效果较好。（3）每次灌入量与吸出量应基本平衡，灌入量过多可引起急性胃扩张，且使胃内压上升，增加毒物吸收。

全真模拟试卷（六）答案解析

一、单选题

1. A 足月儿生后 2 周开始补充维生素 D 每日推荐摄入量 400IU/d，早产儿、低出生体重儿、双胎儿生后 1 周开始补充维生素 D 800U/d，3 个月后改为预防量。均补充至 2 岁。

2. C 儿童所需的能量主要来自食物中的宏量营养素，正常儿童基础代谢占总能量的 50%，排泄消耗占总能量的 10%，生长和运动所需能量占总能量的 32% ~ 35%，食物的特殊动力作用占总能量的 7% ~ 8%。因此，正常儿童基础代谢的能量消耗占总能量的比例应该是 50% 左右。

3. B 佝偻病是一种儿童常见的维生素 D 缺乏性疾病，主要表现为骨骼软化和畸形，其中颅骨软化是佝偻病的早期表现之一。根据常见的临床经验和研究，佝偻病颅骨软化多发生于 3 ~ 6 个月龄之间（选项 B）。这个时期是新生儿期过渡到较大婴儿期的阶段，人体对维生素 D 的需要量较高，而如果维生素 D 缺乏，就会导致钙磷代谢紊乱，引起骨骼软化和畸形等问题。在此之后，如果不及时纠正维生素 D 缺乏，佝偻病的症状将进一步加重。

4. E 血清结合胆红素正常值应该在 1 ~ 12.1μmol/L 范围内。血清结合胆红素增高可能是胆汁淤积等问题引起，但不是新生儿病理性黄疸的典型表现。与之相反，新生儿病理性黄疸的诊断标准是血清胆红素 > 205μmol/L，而且通常发生在出生后 24 小时后，可以伴随黄疸的退而复发，对于足月儿持续时间超过 2 周或早产儿持续时间超过 4 周时则需要及时就医治疗。

5. D 新生儿的胆红素代谢与成人有所不同，主要表现在以下几个方面：（1）红细胞寿命短：新生儿的红细胞寿命约为成人的一半左右，因此婴儿体内会有更多需要分解的胆红素。（2）血中白蛋白含量低：新生儿的肝脏尚未充分发育，合成白蛋白的能力较差，因此血中白蛋白含量相对较低，不能有效地结合和运输游离胆红素。（3）葡萄糖醛酸转移酶活性低：新生儿葡萄糖醛酸转移酶的活性相对较低，使得新生儿无法迅速将胆红素转化为水溶性的结合胆红素。（4）肝脏排泄胆红素能力差。由于新生儿的肝脏尚未充分发育，肝细胞内胆红素清除能力较弱，导致胆红素在体内积聚。（5）肠道葡萄糖醛酸苷酶活性高。新生儿的肠道葡萄糖醛酸苷酶活性较高，可以将肝内排泄出来的胆红素再次水解成为游离胆红素，从而增加了体内胆红素的负担。

6. E 对于新生儿脑膜炎，由于感染病原体往往未知，因此抗生素的选择应当覆盖多种细菌，并且能够穿过血－脑屏障到达脑膜。目前来说，头孢曲松钠是一种较常用的广谱抗生素，经过实验证明，头孢曲松钠在体内达到较高的脑脊液浓度，可以有效治疗新生儿脑膜炎。

7. B 性早熟是一组内分泌疾病，指女孩 8 岁、男孩 9 岁以前呈现第二性征，或者女孩在 10 岁前出现月经。

8. B Guthrie 试验也称"新生儿苯丙酮试验"，是一种广泛应用于新生儿和婴幼儿苯丙酮尿筛查的方法。新生儿哺乳 3 ~ 7天，针刺足跟采集外周血，滴于专用采血滤纸上，晾干后即寄送至筛查实验室，进行苯丙氨酸浓度测定。血苯丙氨酸 > $0.24mmol/L$ 即为筛查阳性，应进行进一步检查和确诊。血清苯丙氨酸浓度测定（A选项）、尿三氯化铁试验（C选项）和氨基酸层析法（D选项）等也可以用于苯丙酮尿症的诊断，但不如 Guthrie 试验方便、快捷。苯丙氨酸耐量试验（E选项）可以用于评估治疗效果，不能作为初筛手段。

9. C 肝豆状核变性的发病机理为体内铜过多积聚导致各种脏器损害，故在目前无法进行针对病因治疗的情况下应以减少铜的摄入和增加铜的排出为主要治疗原则；应用青霉胺、限制吃食含铜高的食物和锌剂治疗仅是上述原则中的个别环节，并不全面；而肝移植仅适用于个别病例如急性肝衰竭或失代偿性肝硬化经各种保守治疗无效者。

10. A 溃疡性结肠炎临床上多表现为持续 4 周以上或反复发作的腹泻，为血便或黏液脓血便，血便伴腹泻是 UC 的最常见症状。常伴不同程度的全身症状，可有发热、营养不良、关节、皮肤、眼、口及肝胆等肠外表现，肠外表现在 6 岁以上儿童多见。

11. A 诊断气管支气管异物病史非常重要，一般家长都能详细叙述。对急性期典型病例，根据病史、症状、体征即可诊断。因此临床工作中应加强对临床技能的训练。

12. D 左向右分流，由于肺循环血流量增多而易并发反复呼吸道感染，严重者早期发生心力衰竭。

13. E 溶血性贫血最主要的原因是红细胞破坏过多导致寿命缩短。

14. E 应采用亚铁制剂口服补铁，利于铁的吸收。应在血红蛋白正常后继续补铁 2 个月，恢复机体储铁水平，选项 E

正确。

15. D 3 岁时神经细胞分化基本完成，8 岁时接近成人。神经纤维到 4 岁时完成髓鞘化。故婴儿期各种刺激引起的神经冲动传导缓慢，易泛化。脊髓的成长与运动功能的发育相平行。胎儿时脊髓下端达第 2 腰椎下缘，4 岁时上移至第 1 腰椎。作腰椎穿刺时应以 4~5 腰椎间隙为宜。新生儿和婴儿肌腱反射较弱，腹壁反射和提睾反射也不易引出，到 1 岁时才稳定。3~4 个月前小儿肌张力较高，凯尔尼格征可为阳性，2 岁以下小儿双侧巴宾斯基征阳性亦可为生理现象。

16. C 营养性巨幼细胞贫血主要是由于体内缺乏维生素 B_{12} 或叶酸引起的。如果患者出现明显的精神神经症状，比如记忆力减退、失眠、抑郁等，就需要考虑维生素 B_{12} 缺乏所致的神经系统损害。因此，有明显精神神经症状的营养性巨幼细胞贫血应选择维生素 B_{12} 的补充，以防止神经系统受损。

17. A 神经纤维瘤病（NF）又称 von Recklinghausen 病，是常染色体显性遗传病。

18. D 儿童多动综合征又称注意缺陷多动障碍（ADHD）患儿主要表现为注意缺陷、多动、冲动行为，常伴有学习困难，但智能正常或接近正常。（1）注意缺陷是多动障碍的核心症状之一，主要表现为主动注意的缺陷，被动注意可以正常或强化。（2）活动过多是多动障碍的另一核心症状，表现为在需要相对安静的环境中，活动量和活动内容比预期的明显增多，过分不安宁和（或）小动作多，不能静坐。（3）冲动性表现为对信息处理缺乏延迟反应，容易激惹冲动，行为冒失，不怕危险，不顾后果。易抢嘴插话，容易与人发生冲突，经反复教育也不会汲取教训。

19. E 流行性脑脊髓膜炎败血症期感染中毒症状明显，可有高热、反应弱、食欲缺乏、呕吐等表现。小婴幼儿可出现抽搐，循环不良。起病数小时后皮肤黏膜出现皮疹或出血点，为出血性瘀点，压之不褪色。

20. B 蛋白质－能量营养不良是由于缺乏能量和（或）蛋白质所致的一种营养缺乏症，主要见于 3 岁以下婴幼儿。临床上以体重明显减轻、皮下脂肪减少和皮下水肿为特征，常伴有各器官系统的功能紊乱。急性发病者常伴有水、电解质紊乱，慢性者常有多种营养素缺乏。临床常见三种类型：能量供应不足为主的消瘦型，以蛋白质供应不足为主的水肿型以及混合型。

21. C 患儿脐部感染史，血培养阳性，黄疸，哭声低弱，不吃奶，高热，诊断新生儿败血症。

22. B 甲巯咪唑为小儿甲状腺功能亢进症首选抗甲状腺药物，适用于各种类型的甲状腺功能亢进症。

23. B 根据患儿的症状和体征，最可能的诊断是室间隔缺损合并急性支气管肺炎、充血性心力衰竭。患儿出现了呼吸困难、呼吸频率快、唇周发绀和胸骨左缘有收缩期杂音，这些体征提示存在心脏或肺部问题。同时，双肺可闻及固定细湿啰音，说明存在肺部感染。结合患儿的年龄和既往病史，室间隔缺损可能是导致其病情加重的原因之一，而室间隔缺损合并充血性心力衰竭和肺部感染则更加符合患儿的临床表现。

24. E 室间隔缺损可在胸骨左缘下方 3～4 肋间闻及响亮粗糙的全收缩期吹风样杂音，向心前区及后背传导，并有震颤，心尖部伴随较短的舒张期隆隆样杂音（反映分流量较大，导致相对性二尖瓣狭窄）。

25. D 出生 8 天的新生儿，体重 3.2kg，出现口唇发绀、呼吸困难、右室高电压等表现。根据病情描述和心电图结果，最可能的诊断为肺动脉狭窄。肺动脉狭窄是一种先天性心脏病，其特点是肺动脉出口狭窄，血液不能正常流动，导致右心室负荷过重并引起右室高电压。临床上多表现为青紫、呼吸困难、发育迟缓等症状。此外，由于肺动脉阻力增加，会使肺循环血流减少，因此胸片未见肺炎。其他选项中，房间隔缺损和室间隔缺损都不会导致右室高电压；右位心则是指心脏在胸腔右侧，而非特指某种心脏病；动脉导管未闭多数表现为无症状或轻度呼吸困难，且心电图异常表现多样化。

二、多选题

26. AD 溶血性贫血时，由于红细胞寿命缩短，骨髓需要更快地产生新红细胞代替失去的红细胞，因此网织红细胞计数会增多，选项 A 正确。再生障碍性贫血时，由于骨髓无法正常产生红细胞，网织红细胞计数通常较低，选项 B 不正确。

27. BD 下运动神经元病变引起的截瘫以弛缓性为特征，表现为肌张力降低，腱反射消失。

28. ABCDE 急性肾小球肾炎并发急性肾功能不全时出现尿少、严重氮质血症、电解质紊乱（高钾、高磷、低钠、低钙血症）、水潴留、代谢性酸中毒等症状，一般持续 3～5 天，不超过 10 天。

29. ABDE 前囟为顶骨和额骨边缘形成的菱形间隙，选项 C 错误，其余选项均正确。

30. ACDE 该患儿考虑为维生素 D 缺乏性佝偻病的激期表现。下肢畸形见于 1 岁左右站立行走后小儿，由于骨质软化和肌肉关节松弛，在立、走的重力影响下可出现"O"形腿或"X"形腿。X 线检查干骺端临时钙化带模糊或消失，呈毛刷样，并有杯口状改变；骺软骨明显增宽，骨骺与干骺端距离加大；骨质普遍稀疏，密度减低，可有骨干弯曲或骨折。血清钙稍降低，血磷明显降低，钙磷乘积常低于30，碱性磷酸酶明显增高。

31. ABCE （1）肝脏储存量低：孕母的维生素K只有10%可通过胎盘到达胎儿，胎儿维生素K储存量少。母亲在孕期长期应用抑制维生素K代谢的药物；（2）维生素K摄入不足：母乳中维生素K的含量（15μg/L）为牛奶的1/4，母亲饮食中缺乏维生素K，如绿叶蔬菜、豆类、肝及蛋类等，其患儿及长期禁食或静脉营养时未补充维生素K患儿易患本病；（3）维生素K合成不足：维生素K可由肠道正常菌群合成，长期使用广谱抗生素抑制或杀灭肠道正常菌群，使维生素K合成减少；（4）维生素K吸收减少：慢性腹泻、营养不良、阻塞性黄疸等先天性肝胆疾病可影响维生素K吸收，肝脏本身疾病导致维生素K利用障碍易诱发本病。

32. ACDE 迁延性和慢性腹泻，滥用抗生素会造成顽固菌群失调；此类患儿应继续喂养促进肠黏膜修复等，不应长时间禁食。饮食调整应由少到多，由稀到稠。查清病因做相应治疗。应用微生态制剂与支持疗法。

33. ABCE 急性上呼吸道感染多数预后良好，但是如果处理不妥可能出现并发症，婴幼儿多见。可波及邻近器官或向下蔓延，引起中耳炎、鼻窦炎、咽后壁脓肿、颈淋巴结炎、喉炎、气管炎、支气管肺炎等。年长儿若因链球菌感染可引起急性肾炎、风湿热等。

34. ABCDE 动脉导管未闭X线检查，动脉导管细者心血管影可正常，大量分流者心胸比率增大，左心室增大，心尖向下扩张，左心房亦轻度增大，肺血流增多，

肺动脉段突出，肺门血管影增粗。当婴儿有心力衰竭时，可见肺淤血的表现，透视下左心室和主动脉搏动增强。肺动脉高压时，肺门处肺动脉总干及分支扩大，而远端肺野肺小动脉狭小，左心室有扩大肥厚征象，主动脉结正常或凸出。

35. ABCD 红细胞生成缺铁期（IDE）骨髓储存铁耗竭，SF降低更明显，运铁蛋白饱和度降低，红细胞游离原卟啉（FEP）增多，但血红蛋白（Hb）不降低，选项E错误，其余选项均正确。

36. ABDE 抗癫痫药物治疗原则：（1）用药时机：诊断明确后尽早给予抗癫痫药物治疗。（2）正确选药：根据癫痫发作和癫痫综合征类型选药。（3）单药治疗与联合用药：为了避免多药联合应用时的相互作用或增加毒性，提倡单药治疗为主，遇到难治性癫痫患儿，特别是具有多种发作类型者有时也需要联合用药。（4）用药个体化：考虑个体差异，从小量开始适时调整剂量和治疗方案。（5）根据抗癫痫药物的半衰期和发作规律决定服药次数。（6）服药要规律、疗程要足：长期规律服药，缓慢减量至停药，疗程一般2~4年。（7）定期随访，监测药物浓度及不良反应并调整治疗。（8）复发重治，对复发者从头开始治疗。

37. ACDE 急性小脑共济失调主要临床表现是共济失调，常见症状包括头不能竖起或伴摇摆，坐立不稳，直立或行走时双足分开，步态蹒跚，或因眼睛辨距障碍而致易跌倒甚至不能行走，临床上可见有些患儿不能直立或行走但肌力正常可以爬行。约45%的患儿出现眼震，多为水平性，也可见垂直性或旋转性眼震。头、躯干及肢体均可见震颤。常伴言语障碍及肌张力低下。指鼻试验不稳，可见意向性震颤。昂伯征及跟膝胫试验常见动作不稳伴

运动性震颤，但昂伯征睁闭眼变化不大。可伴有头痛、头晕、畏光，个别伴头及上肢的肌阵挛样动作。

38. ACDE 孤独症的临床表现包括：（1）言语交流障碍：患儿根据病情轻重存在不同程度的言语障碍，充分体现谱系特征，多数患儿语言发育落后，通常在 2 岁和 3 岁时仍然不会说话；部分患儿在正常语言发育后出现语言倒退或停滞；部分患儿具备语言能力，但是语言缺乏交流性质，表现为难以听懂的言语、无意义语言、重复刻板语言或自言自语。（2）社会交往障碍：交往障碍是孤独症的核心症状，儿童喜欢独自玩耍，对父母的多数指令常常充耳不闻，但是父母亲通常清楚地知道孩子的听力是正常的，因为孩子会执行其所感兴趣的指令。（3）狭隘的兴趣和重复刻板行为：主要体现在身体运动的刻板和对物件玩具的不同寻常的喜好和方式。（4）智力异常：孤独症患儿的智商从显著低下到天才能力呈谱系分布。（5）感知觉异常：大多数孤独症儿童存在感知觉异常，有些儿童对某些声音特别恐惧或喜好；有些表现为对某些视觉图像的恐惧或是喜欢用特殊方式注视某些物品；很多患儿不喜欢被人拥抱；常见痛觉迟钝现象；本体感觉方面也显得特别。（6）其他：暴怒发作、攻击、自伤等行为在患儿中较常见，少数儿童表现温顺安静。

39. ABCE 有充血性心力衰竭时应视为心脏炎复发，及时给予大剂量静脉注射糖皮质激素，如甲泼尼龙每日 1 次，剂量为 10~30mg/kg，共 1~3 次。多数情况在用药后 2~3 天即可控制心力衰竭。应慎用或不用洋地黄制剂，以免发生洋地黄中毒。予以低盐饮食，必要时氧气吸入，给予利尿剂和血管扩张剂，及时纠正电解质紊乱。

40. BCE 多发性大动脉炎多隐匿起病，早期表现为非特异性症状，所以早期诊断较困难，从出现症状到临床诊断平均需要几个月甚至数年不等，尤其儿童患者更容易延迟诊断。因受累血管的部位、程度和范围不同，症状轻重不一，主要有全身症状和局部症状两方面。血管狭窄或闭塞导致的缺血症状和体征是大动脉炎的主要临床表现。

41. BD 结节性脂膜炎的皮肤结节活检分为 3 期。这三期分别是急性炎症期、吞噬期和纤维化期。（1）急性炎症期，有脂肪细胞变性伴中性粒细胞、淋巴细胞和组织细胞的浸润；（2）吞噬期，变性坏死的脂肪组织中有大量的巨噬细胞浸润，吞噬变形的脂肪细胞，形成具有特征性的泡沫细胞，本期有诊断价值；（3）纤维化期，泡沫细胞大量减少或消失，被成纤维细胞取代，炎症反应消失，纤维组织形成。选项 A 中的急性期有大量泡沫细胞描述不准确，应排除。选项 C 和 E 中的特征与结节性脂膜炎不符，应排除。选项 B 和 D 的描述都符合结节性脂膜炎三期的特征。

42. ACD 21－羟化酶缺乏症是先天性肾上腺皮质增生症（CAH）的最常见类型。11－羟化酶缺乏症（11－OHD）约占本病的 5%~8%，此酶缺乏时，雄激素和 11－脱氧皮质醇均增多。17－羟化酶缺乏（17－OHD）型较罕见。

43. BD 原发型肺结核常常形成肉芽组织，而非空洞，A 选项不正确。原发型肺结核病灶在肺内形成后，有可能通过淋巴和血行方式向周围组织器官扩散，从而引起其他部位的结核感染，B 选项正确。尽管及时诊断、治疗可以有效控制和治疗原发型肺结核，但是即使治愈，也仍然可能留下不同程度的痕迹和后遗症，如肺内钙化影等，C 选项不正确。如果原发型肺结核病灶未被及时发现和治疗，那么这些病灶就可能一直存在于体内，隐匿终身，并且有可能在患者免疫力下降或其他因素刺激下重新活跃起来，导致再次发病，D选项正确。如果原发型肺结核病灶没有得到及时有效的治疗，就有可能扩散到其他部位，包括脑膜，引起结核性脑膜炎等并发症，E选项不正确。

44. ABCE 小儿典型水痘的潜伏期为10～21天，疾病高峰期可见斑疹、丘疹、疱疹和结痂同时存在；皮疹呈向心性分布，首发于头、面和躯干，继而扩展到四肢，末端少见；疱液中央凹陷，2～3天左右迅速结痂从中心干缩而结痂；黏膜皮疹还可出现在口腔、眼结膜、生殖器等处，易破溃形成浅溃疡。而皮疹结痂后一般不留瘢痕，因此选项D错误。

45. ABCE 引起人类感染的常见衣原体有沙眼衣原体、鹦鹉热衣原体、肺炎衣原体。人类是沙眼衣原体的自然宿主，感染沙眼衣原体的母亲常是重要的传染源。鸟类是人类感染鹦鹉热衣原体的传染源。人是肺炎衣原体唯一的宿主，患儿和带菌者为传染源。人群普遍易感。感染后，产生的特异性免疫较弱，持续时间短暂，容易造成持续、反复以及隐性感染。

46. ABD 过敏症又称过敏性休克，常见的病因有食物如花生、蛋清、牛奶，药物如青霉素、阿司匹林、蜂毒等。

47. ABCD 急性肝功能衰竭患儿的止血措施，应针对出血的原因进行处理。包括静脉注射维生素K$_1$、输注凝血因子、血小板等以补充凝血因子和血小板。小剂量肝素，每次100 IU/kg，一天4～6次，静脉点滴，可纠正DIC。H$_2$受体拮抗剂如西咪替丁、雷尼替丁、奥美拉唑等可防止消化道出血等。

48. ABCDE 拔管的指征有：（1）经鼻导管低流量吸氧的情况下，动脉血常规基本正常；（2）能自主有力地咳嗽、咳痰，食物反流误吸的危险性不高；（3）有一定的储备肺功能；（4）患儿有一定的自主呼吸能力，吸气肌力量足以克服气道和胸肺的阻力；（5）感染基本控制。

三、共用题干单选题

49. E 该患儿存在脐部感染，诊断新生儿脐炎。低体温，易激惹，前囟张力高，肝大，四肢末梢循环欠佳，黄疸，考虑脐部感染导致新生儿败血症。

50. D 血培养对诊断新生儿败血症有确诊意义。

51. A 由于新生儿血-脑屏障发育不完善，败血症容易并发脑膜炎。

52. D 治疗感染引起的败血症应选用敏感抗生素静脉注射。

53. D 该患儿为早产儿，出生后进行性呼吸困难，氧饱较低，无明显发表现，首先考虑新生儿肺透明膜病。

54. C 早产儿出现进行性呼吸困难，需要尽快明确原因并采取有效措施。根据病情表现和常规诊断流程，应先做胸部X线检查（选项C）。血常规（选项A）不能确定呼吸困难的原因，仅能反映有无感染等情况；血气分析（选项B）可以了解氧合和酸碱平衡情况，但对于呼吸困难的具体病因并不敏感；心脏超声检查（选项D）主要用于排除先天性心脏病等器质性心肺疾病，但对于其他呼吸困难的病因并不是首选；查卵磷脂/鞘磷脂（L/S）比值（选项E）主要用于评估胎儿肺泡表面活性物质的成熟程度，与新生儿呼吸困难的诊断关系较小。胸部X线检查是初步诊断早产儿呼吸困难的重要手段，有助于确定病变部位、程度和类型，并为后续治疗提供参考。

55. D 提示该婴儿有可能出生时即患有呼吸窘迫综合征，应先进行紧急的气道管理和通气支持。因此，选项 D 中的气管插管和机械通气是首要的治疗措施。在气道得到有效保护和支持通气后，可以考虑给予肺表面活性物质以促进肺泡成熟，并同时纠正酸中毒、关闭动脉导管、使用抗生素等。

56. C 患儿无贫血征象，A 选项不正确；无智力低下表现，B 选项不正确；患儿心音低钝，但无心功能不全表现，E 选项不正确；婴幼儿腹泻者以脱水症状为主，长期腹泻可能导致上述症状，但题干中讲明患儿仅仅为有时腹泻，D 选项不正确。

57. E 患儿有营养不良病史，清晨突然面色苍白、神志不清、体温不升、呼吸暂停，应首先考虑系自发性低血糖导致的能量供给不足。

58. C 考虑为自发性低血糖，首先应测血糖确定诊断，然后给予高渗葡萄糖静脉注射以纠正低血糖。

59. D 不能平卧，呼吸不规则，难以说话，意识模糊，三凹征（＋），口唇发绀，双肺呼吸音极低，符合支气管哮喘急性危重度发作诊断标准。

60. E 呼吸音极低，哮鸣音消失是支气管哮喘急性危重度发作的诊断标准。

61. A 吸入糖皮质激素是儿童支气管哮喘的长期控制药物。

62. C 结核性胸膜炎胸液外观多呈草黄色，透明、微浊或呈毛玻璃状。少数胸液可呈黄色、深黄色、浆液血性乃至血性，pH 7.00～7.30，比重 1.018 以上，李凡他试验阳性。有核细胞数（100～2000）×10^6/L，急性期以中性粒细胞占优势，而后以淋巴细胞占优势。蛋白定量 30g/L 以上，结核有消瘦、乏力、食欲下降等结核中毒症状，首先考虑结核性胸膜炎。

63. E 结核性胸膜炎常有结核中毒症状，如发热、消瘦、乏力、食欲不振、失

眠及盗汗等，并可有咳嗽、胸痛、呼吸困难等症状，再结合 X 线检查、PPD（或 T‐SPOT）及胸腔积液检查，可明确诊断。

64. E 患儿临床症状主要为肛周和会阴部奇痒，有时可有食欲缺乏，恶心、呕吐和腹泻等消化道症状，符合蛲虫病的临床表现。

65. C 蛲虫在人体内寿命不超过 1 个月，但自身重复感染较多，故药物驱虫应与预防措施同步，才能达到根治的目的。驱虫药包括甲苯达唑、阿苯达唑及外用的蛲虫软膏等。

四、案例分析题

66. E 题目中的描述，患儿的排便量较多，伴随着呕吐和少尿的症状，提示存在较为明显的体液丢失。

脱水的症状和体征

症状与体征	轻度脱水	中度脱水	重度脱水
前囟、眼窝	无凹陷	凹陷	明显凹陷，眼不能闭合
皮肤弹性	正常	弹性差，捏起后回缩慢（1～2秒）	弹性消失，捏起后回缩很慢（＞2秒）
尿量	正常	明显减少	极少或无尿
心率	正常	增快	快、弱
精神状况	尚可	精神萎靡或烦躁不安	极度萎靡、嗜睡、昏迷甚至惊厥
眼泪	正常	有或无	无
口舌	湿润，有时略干燥	干燥	明显干燥
口渴	无	口渴，想喝水	少量饮水或不能饮水
四肢末梢	正常	稍凉	冷、发花
黏膜	湿润	干燥	非常干燥
血压	正常	直立性低血压	低血压
脉搏	可触及	减弱	明显减弱

67. ABCDE 根据题干中的描述，该

患儿可能存在明显的脱水和代谢紊乱等问题，需要进行多项检查来评估其临床情况。因此，应进行以下多项检查：急查血电解质目的是评估体内电解质的平衡状态，了解是否存在低钠、低氯等情况。大便常规目的是了解大便的颜色、气味、黏稠度、痰液、隐血、白细胞等各项指标，帮助诊断炎症性肠病、感染性腹泻等问题。肾功能目的是检测血清肌酐、尿素氮、电解质等指标，判断肾功能是否正常。CO_2CP 或 pH 目的是了解血液酸碱平衡状态，判断是否存在代谢性酸中毒等情况。查尿酮体目的是检测尿液中酮体含量，判断是否存在酮症酸中毒等问题。综上所述，针对该患儿的临床情况，应进行 ABCDE 多项检查。腹部 B 超目的是了解消化道器官的形态、大小、位置等情况，排除肠套叠、肠梗阻等疾病的可能性。不属于该患儿目前应进行的检查项目。

68. ABCDF 该患儿因腹泻导致严重失水、电解质紊乱，需要及时补液和补充钾盐。下列补钾方法中，正确的有：（1）输液后有尿即可开始补钾：在补液过程中，需要密切观察患儿的尿量和病情。如果患儿出现少尿或无尿等情况，应及时停止输液，并考虑给予钾盐等治疗措施。（2）切忌将钾盐静脉推注：静脉推注钾盐可能会引起心脏停搏等危险情况，因此不应采用。（3）全天静脉滴注时间不应少于 8 小时：静脉滴注时间过短，可能会影响补钾效果，甚至出现不良反应。（4）静脉输液中氯化钾浓度不得超过 0.3%：高浓度的氯化钾溶液容易引起钾中毒等严重后果，因此应注意控制其浓度。（5）静脉补钾后继续口服氯化钾 4~6 天：静脉补钾后需要继续口服氯化钾以维持正常的血钾水平。E 选项补充氯化钾总量每天 0.6g/kg 偏高，不符合临床实际应用。因此，正确的选项是

ABCDF。

69. ABEF 鹅口疮是一种常见的真菌感染性口腔病，鹅口疮主要发生在免疫系统不够健全的儿童和婴幼儿中，尤其是出生前过早、体重过轻或未接受足够母乳喂养的婴儿更容易感染。鹅口疮的病原菌是白色念珠菌，这种真菌存在于口腔黏膜和肠道内，人体正常免疫系统能抑制其生长，但当免疫力低下时就会导致感染。鹅口疮治疗的目标是消灭病原菌并缓解炎症症状。可以采用局部使用 1% 龙胆紫溶液或制霉菌素等药物来治疗。广谱抗生素和肾上腺皮质激素的使用会影响人体正常免疫系统的功能，使念珠菌变得容易滋生而导致鹅口疮的发生。关于 C、D 选项，虽然抗感染治疗是治疗鹅口疮的一种方法，但并非所有患者都需要加强抗感染治疗，而且诊断鹅口疮并不需要在白膜中直接找到真菌和孢子。

70. ABCDEF 该病例提示存在脱水和电解质紊乱，需要尽快采取补液、纠正酸碱平衡和电解质异常等治疗措施。对于预防鹅口疮，应该采取以下综合措施：如果产妇存在阴道真菌感染，可能会通过分娩时的接触或者母乳喂养的方式把病原体传染给婴儿，因此产妇需要积极治疗。餐具是鹅口疮病原菌的携带者之一，应该经过充分的清洗和消毒。母乳中也可能含有病原菌，因此母亲需要保持良好的乳房卫生。婴幼儿的被褥和玩具是细菌繁殖的场所，需要经常清洗和消毒。洗漱用具也容易成为病原菌的携带者之一，需要经常清洗和消毒。适当运动有助于提高免疫力，减少疾病感染的风险。因此，正确答案为 ABCDEF。

71. B 2 周前感染史，有心悸等不适，查体心率较快，心音低钝等特点可帮助确诊病毒性心肌炎。

72. BCD 超声心动图看有无心脏扩大，心电图及心肌酶谱对诊断都是必要的。

73. EF 病毒性心肌炎的治疗应该包括对病因病理的治疗以及对心脏功能的支持。根据给出的选项，应选择辅酶 Q10 和维生素 C 作为治疗方案，因为它们在心肌炎的治疗中具有一定的作用。辅酶 Q10 是一种胆固醇类物质，可促进线粒体内三羧酸循环酶的活性，从而提高心脏能量代谢水平，改善心肌功能，减轻心脏负荷。维生素 C 是一种强抗氧化剂，能够清除自由基，保护心肌细胞不受氧化损伤，减轻炎症反应。因此，这两种药物都可以起到保护心肌、减轻症状的作用。其他选项不适用于此情况。泼尼松常用于过敏性疾病、自身免疫病等，阿司匹林不适用于 6 岁以下的儿童，抗生素不适用于病毒性感染和心肌炎，多巴胺主要用于支持心脏功能衰竭患者的治疗。

74. ABCDE 急性淋巴细胞白血病主要表现为发热、贫血、出血、髓外浸润等，故所有选项均可能出现。在临床实践中，急性淋巴细胞白血病患者可能伴有不同程度的肌肉乏力和关节疼痛，但这些症状通常不是该疾病的主要表现。

75. AC 男孩若出现睾丸异常应警惕睾丸白血病可能，需要行睾丸 B 超及穿刺或活检进一步确诊。颅脑磁共振检查不是睾丸白血病的诊断方法之一。

76. ABCE 泼尼松、长春新碱、门冬酰胺酶、柔红霉素为诱导缓解期应用药物。阿司匹林不是急性淋巴细胞白血病的治疗药物，它主要用于缓解轻度疼痛和发热等症状。氨甲蝶呤虽然是一种治疗白血病的药物，但它主要用于慢性淋巴细胞白血病的治疗，而不是急性淋巴细胞白血病。

77. BF 主要考查急性髓细胞白血病伴高白细胞血症时处理原则。患儿白细胞明显增多，$>100 \times 10^9/L$ 即可诊断为高白细胞血症。易出现 DIC 及肿瘤溶解综合征，故需密切注意生化、凝血功能情况变化。

78. ABCEF 根据患儿临床表现、体征以及骨髓细胞学、免疫分型，急性髓细胞白血病诊断成立。此患儿白细胞计数 $150.2 \times 10^9/L$，高白细胞血症确诊，治疗初期高白细胞血症的急性非淋巴细胞白血病患儿易并发肿瘤溶解综合征，肿瘤溶解综合征可表现为高钾血症、高磷血症、低钙血症、高尿酸血症及急性肾衰竭。治疗后肿瘤细胞崩解，瘤细胞释放促凝物质，引起弥散性血管内凝血。

79. ACDG 主要考查急性髓细胞白血病肿瘤溶解综合征预防及治疗原则。对高白细胞患儿应给予大剂量水化治疗，别嘌醇预防高尿酸血症，必要时可予以尿酸氧化酶。使用羟基脲可以降低白细胞。严重肿瘤溶解综合征可选择血液滤过治疗。此时应尽量避免红细胞输注，因可加重高白细胞黏滞综合征，且应避免进行鞘内注射治疗。

80. BCDG PET/CT 是判断实体肿瘤受累范围和严重程度的一种检查手段，临床可以发现一部分常规检查难以发现的受累部位，对临床分期和判断预后有很重要的意义。但非必要手段，目前费用相对较高，需根据临床及患儿情况综合判断。

81. ABC 目前霍奇金淋巴瘤的主要治疗手段包括化疗以及放疗。大部分化疗药物除了近期的恶心、呕吐以及骨髓毒性等不良反应，远期还有可能发生不孕不育、甲状腺功能异常以及肺功能异常、心功能异常等并发症；化疗和放疗远期发生二次肿瘤的风险相对很大。通常烷化剂影响生殖能力、蒽环类抗生素影响心功能、放疗会影响腺体功能。

82. BCE 霍奇金病无病生存 5 年以上者，极少复发。如果复发，必须有病理依据；患儿临床表现更符合 EBV 感染，但由于具有基础疾病，需要随访；如 4 周症状不缓解，再行淋巴结活检；EBV 感染是自限性疾病，不需过度治疗。

83. ABCDF 该患儿的主要症状为运动发育迟缓和智力落后，可能的诊断包括：先天性甲状腺功能减低症、21 - 三体综合征、苯丙酮尿症、黏多糖病、脑发育不全。甲状腺素是婴幼儿神经系统发育所必需的，因此甲状腺功能减退症可以导致智力障碍和运动发育迟缓。21 - 三体综合征是一种常见的染色体异常症状，患者通常具有智力发育障碍、运动发育迟缓和身材矮小等症状。苯丙酮尿症是一种罕见的代谢性疾病，会导致中枢神经系统损伤，患者通常会出现智力障碍和肌张力增高等症状。黏多糖病是一组罕见的遗传代谢性疾病，患者通常会出现智力障碍、运动发育迟缓和面容特殊等症状。脑发育不全是一种多因素引起的脑部畸形，通常会导致智力障碍和运动发育迟缓等症状。G 选项佝偻病通常表现为骨骼畸形和低钙血症等症状，与患儿的症状不符，因此不在可能的诊断范围内。

84. ACDF 患儿的主要症状为运动发育迟缓和智力落后，伴有生长发育异常、腹胀等症状。体检发现唇厚、舌大、四肢短粗等特征，提示可能存在甲状腺功能减退症。甲状腺^{131}I 吸收率测定是评价甲状腺功能的常用方法之一，也是判断先天性甲状腺功能减退症的关键检查。腕部摄片测骨龄包括测量手腕骨的大小、形态和闭合程度等指标，可以评估患儿的骨龄是否与实际年龄相符。骨龄滞后也是先天性甲状腺功能减低的常见表现。血清 TSH 水平可以反映甲状腺功能的状态，如果 TSH 升高，则暗示着可能存在甲状腺功能减退症。血清 T_3、T_4 水平也是评价甲状腺功能的重要指标之一，可以帮助诊断甲状腺功能减退症。B、E 选项不是先天性甲状腺功能减退症的关键检查。

85. CF TRH 刺激试验是一种评价甲状腺功能的方法之一，但通常用于鉴别原发性和继发性甲状腺功能减退症。本例中的 TSH 升高提示先天性甲状腺功能减退症，故 TRH 刺激试验对诊断没有帮助。甲状腺核素检查可以评估甲状腺结构和功能，对先天性甲状腺功能减退症的诊断有重要意义。因此，甲状腺核素检查是必要的，在此阶段仍对诊断具有价值。

86. ABEF 先天性甲状腺功能减退症是一种常见的遗传性疾病，需要及时诊断和治疗。在确诊先天性甲状腺功能减退症后，应尽早开始治疗，以促进患儿的生长发育、智力和运动能力等方面的提高。甲状腺片是治疗先天性甲状腺功能减退症的有效药物之一，剂量应根据患儿的年龄、体重和血清 T_4 水平等因素进行适当调整。先天性甲状腺功能减退症是一种终身性疾病，因此患儿需要终身服用甲状腺片来维持正常的甲状腺功能。甲状腺片的剂量应根据患儿的症状和血清 T_4 水平等因素进行调整。通常起始剂量为 5~10mg/d，每隔 2~4 周逐渐增加剂量以达到治疗效果并避免不良反应。绒毛膜促性腺激素主要用于治疗不孕症，与先天性甲状腺功能减退症无关，选项 C 不正确。先天性甲状腺功能减退症治疗的主要方法是给予甲状腺激素替代治疗，而不是长期应用碘剂，选项 D 不正确。

87. ADF 在早期及时进行治疗，可以促进患儿的生长发育和身体功能的恢复，但对于已经出现智力障碍的患儿，其智力恢复的程度较有限。先天性甲状腺功能减退症和呆小症都会导致智力发育迟缓，但两者的病因和诊断方法不同。前者是由于甲状腺激素缺乏引起的，后者则是由于大脑发育异常或遗传等原因引起的。甲状腺激素对神经系统的发育和功能具有重要作用，包括智力、记忆、言语、运动协调等方面。先天性甲状腺功能减退症的主要表现是智力和生长发育受限，可伴有其他生理功能异常，如便秘、面色苍白、厌食等。

88. ABCDEF 原发性肾病综合征是一种以大量蛋白尿、水肿和低蛋白血症为特征的肾小球疾病。根据患儿的病情描述，尿蛋白量高，尿中出现红细胞，且有水肿症状，可能存在肾小球损伤。肾活检是诊断肾病的重要手段，可以通过观察肾组织的病理变化来确定病因和病理类型，指导治疗方案的选择。因此，根据题目描述，患儿肾活检的指征包括血尿伴蛋白尿诊断不清者、肾病激素治疗8周无效、肾功能急剧下降、不明原因的蛋白尿、继发性肾病和无症状性血尿。选项 ABCDEF 是正确答案。

89. ABCDEFGH 绝对禁忌证是指明显出血、严重高血压、精神病不配合治疗、肾脏孤立、肾体积明显缩小。相对禁忌证是指存在各种感染（如肾盂肾炎、肾结核），还有多囊肾、腹水、严重咳嗽、心力衰竭、妊娠。

90. ABCDEFG 肾穿刺常出现并发症主要有：血尿、肾周血肿、腰痛、动静脉瘘、损伤其他脏器、感染等。

91. D 根据患儿的临床表现，结合患儿的年龄和喂养方式，最可能的诊断是低钙惊厥。低钙惊厥是指由于血钙水平过低而引起的癫痫样发作。患儿的出生体重较低，且单纯牛乳喂养可能导致钙摄入不足，进而导致低钙状态。抽动发作持续时间短暂，抽动后一般情况好，与低钙惊厥的特

点相符。进一步检查可以进行血钙检测，以确认血钙水平是否低下。低钙血症可以通过补充钙剂来治疗。

92. BEFGH 儿童佝偻病的病因可能是由于维生素 D 缺乏，还可能是生长速度过快，可能是疾病引起的，还与食物中含有的维生素 D 不足有关；其次，还可能是胃肠道疾病或者肝胆疾病导致的，日照不足，尤其在冬季，需定期通过膳食补充。

93. ABCDEFGH 维生素 D 缺乏性佝偻病活动期（激期）主要是骨骼改变：（1）头部：3~6个月患儿可见颅骨软化，8~9个月以上患儿出现方颅、前囟宽大、闭合延迟、出牙延迟、牙釉质发育差。（2）胸部：因肋骨软化，肋外翻，形成肋膈沟（赫氏沟）。（3）四肢：6个月以后小儿腕部和踝部骨骺处膨大形成"手镯、足镯"。（4）严重者有脊柱后突或侧弯畸形及扁平骨盆。

94. ABCDEF 由于缺铁导致的缺铁性贫血，红细胞数量和血红蛋白水平都会下降。巨幼细胞贫血表现为红细胞大小不一，出现大、小、异形红细胞。在巨幼细胞贫血中，大红细胞可能会出现明显的中空现象。与贫血相关的白细胞和血小板也可能会减少，但这是非特异性的，不是营养性混合性贫血的特点。骨髓改变可以根据病因和类型而有所不同，营养性混合性贫血的骨髓改变并不典型。缺铁性贫血的特点之一是血清铁蛋白水平降低。血清叶酸和维生素 B_{12} 含量的升高通常与巨幼细胞贫血相关，而不是营养性混合性贫血的特点。血清铁水平升高通常不是营养性混合性贫血的特点。

95. DEH 治疗上包括补充叶酸，除去病因，防止感染，严重贫血可输血治疗以及对症治疗。

96. ABCFG 年龄不符合生理性贫血，

血常规及临床特点不符合再生障碍性贫血及骨髓增生异常。

97. ABCDE 麻疹病毒可以通过鼻分泌物、血液和尿液中的病毒分离来进行诊断。麻疹常伴有白细胞减少和淋巴细胞增多的改变。检测患者血清中的麻疹抗体，包括 IgM 和 IgG 抗体，可以用于麻疹的诊断。麻疹病毒感染可导致鼻咽分泌物中出现多核巨细胞。麻疹病毒感染可导致尿液中出现包涵体细胞。在早期感染时，麻疹抗体效价可能较低，但随着病程的发展，抗体效价会增加。综上所述，麻疹的辅助诊断可以通过 A、B、C、D 和 E 来进行。

98. ABCDEF 麻疹患儿的综合处理包括：（1）加强护理：麻疹患儿需要接受细致的护理，包括保持环境清洁、提供充足的水分和营养、定期观察病情等。（2）卧床休息：麻疹患儿在发病期间需要卧床休息，以帮助身体恢复和减轻症状。（3）对症治疗：针对麻疹患儿的症状进行对症治疗，如退热、止咳、缓解皮肤瘙痒等。（4）治疗并发症：麻疹可能引发一些并发症，如肺炎、中耳炎等，需要及时治疗。（5）继发感染给予抗生素：如果麻疹患儿出现继发感染，如细菌感染，可能需要给予抗生素治疗。（6）切断传播途径：为了防止麻疹的传播，需要采取措施切断传播途径，如隔离患儿、保持良好的个人卫生等。

99. ABCDEF 麻疹的诊断依据包括：（1）流行病学资料：了解患者的流行病学史，包括接触史和疫情流行情况，可以提供诊断的线索。（2）麻疹疫苗接种史：了解患者是否接种过麻疹疫苗，可以作为诊断的参考。（3）皮疹的活检病理学检查：通过对皮疹进行活检，并进行病理学检查，可以确定是否为麻疹病毒引起的皮疹。（4）典型的临床表现：麻疹有一系列典型的临床表现，包括高热、咳嗽、流涕、结膜炎和皮疹等，这些表现可以作为诊断的依据。（5）特异性实验室检查：通过特异性实验室检查，如麻疹病毒的核酸检测或麻疹抗体检测，可以确诊麻疹。（6）麻疹合并肺炎最多见：麻疹患者常常伴有肺炎的并发症，这也可以作为诊断的参考。

100. ABCDEF 麻疹的常见并发症包括：（1）肺炎：麻疹患者容易合并细菌性肺炎，特别是婴幼儿和免疫力较弱的个体。（2）喉炎：麻疹可引起喉部炎症，导致声音嘶哑、咳嗽和呼吸困难。（3）心肌炎：麻疹可引起心肌炎，导致心脏功能受损。（4）营养不良：麻疹患者由于食欲不振、消化吸收障碍等原因，容易出现营养不良。（5）结核病恶化：麻疹可导致结核病的恶化，使结核病病情加重。（6）麻疹脑炎：麻疹可引起脑部炎症，导致脑炎的症状，如头痛、意识障碍等。